Anatomía y ecografía aplicada a la medicina perioperatoria

Anatomía y ecografía aplicada a la medicina perioperatoria

José María Sistac Ballarín
Fernando Ramasco Rueda

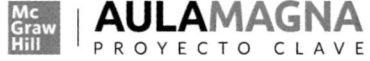

McGraw Hill | AULAMAGNA
PROYECTO CLAVE

Anatomía y ecografía aplicada a la medicina perioperatoria

Primera edición: 2024

ISBN: 9788419786272
ISBN eBook: 9788419786661
Depósito legal: SE 2405-2023

Impreso en España – Printed in Spain

Índice

A. ANATOMÍA Y VÍA AÉREA SUPERIOR

B. APARATO RESPIRATORIO

C. CORAZÓN Y GRANDES VASOS

D. SIMULACIÓN CLÍNICA

Índice alfabético de autores

Borrat Frigola X. Hospital Clinic. Barcelona.

Fernández Álvarez Mercedes. Clínica Universidad Navarra. Madrid.

Fernández Elías Elisa. Clínica Universidad Navarra. Madrid.

Fernández Vaquero Miguel Ángel. Clínica Universidad Navarra. Madrid.

García Domínguez Mercedes. Hospital Universitario Miguel Servet. Zaragoza.

Gallardo Mayo, Cristina. Clínica Universidad de Navarra. Madrid

García Montoto Pérez Fernando. Complejo Universitario de Cáceres.

Llobel Sala, Francisca Mª. Hospital de Denia. Alicante.

Meléndez Salinas Diego. Clínica Universidad Navarra. Madrid.

Méndez Hernández Rosa. M Hospital Universitario «La Princesa». Madrid.

Mercadal Mercadal Jordi. Hospital Clinic. Barcelona.

Mercado de la Cruz Johana. Hospital Universitario Arnau de Vilanova de Lleida.

Muñoz Manuel. Hospital Universitario «La Princesa». Madrid.

Nájar Subias Mónica. Hospital San Jorge de Huesca.

Nieves-Alonso Jesús M. Hospital Universitario «La Princesa» Madrid.

Osorio Salazar Esteban. Clínica Perpetuo Socorro. Lleida.

Paz Martín Daniel. Anestesia y Cuidados Intensivos Clínica Universidad de Navarra

Ramasco Rueda Fernando. Hospital Universitario «La Princesa» Madrid.

Reparaz Vives Xabier. Hospital Universitario Son Espases. Palma de Mallorca.

Serna Gandía María. Hospital de Denia. Alicante.

Sistac Ballarín José Mª. Hospital Universitario Arnau de Vilanova de Lleida.

Sistac Palacín José Mª. Facultad de Medicina. Universidad Alfonso X el Sabio. Madrid.

Terrasa Sagristá Pilar. Hospital Universitario Son Espases. Palma de Mallorca.

Torres Pedrós Vicente. Hospital Universitario Son Espases. Palma de Mallorca.

Introducción

La utilización de la ecografía en todas las áreas de la medicina es una realidad cada vez más presente; siendo esta una herramienta muy necesaria para los diferentes especialistas médicos, tanto en la práctica diaria como en situaciones urgentes o emergentes.

En este manual presentamos de una forma esquemática y fácil de asimilar las principales entidades y afecciones que nos pueden surgir en nuestro día a día, tanto en áreas quirúrgicas, como en las urgencias hospitalarias o extrahospitalarias.

No es un manual para profesionales avezados, sino para iniciarse en las diferentes patologías que presentamos y tener una guía rápida de actuación a la que poder consultar para la visualización, diagnóstico e interpretación clara de las imágenes que obtenemos.

Existen infinidad de tratados para el conocimiento profundo de estas. Nuestra intención ha sido más el iniciar y mover la curiosidad para su estudio, que generar un tratado muy específico.

Para su realización hemos contado con un grupo de 23 profesionales, de todo el territorio nacional, expertos tanto en anestesiología como en cuidados críticos, que han desarrollado un trabajo formidable. Desde aquí queremos felicitar y agradecer su capacidad de síntesis y claridad en sus exposiciones.

A lo largo de 20 capítulos presentamos al lector tanto las imágenes ecográficas normales como las afecciones más comunes a nivel respiratorio, de corazón y grandes vasos, con un capítulo dedicado a la simulación en ecografía y sus diferentes herramientas de aprendizaje.

Esperamos que pueda ser de utilidad al lector y facilite su día a día profesional.

Los Editores

A

ANATOMÍA Y VÍA AÉREA SUPERIOR

Capítulo 1.

Vía aérea superior.
Imágenes ecográficas normales

María Serna Gandía
Hospital de Denia (Alicante)

La ecografía como herramienta diagnóstica ha tenido un gran impacto en la rutina del anestesiólogo en el día a día. Su no invasividad y su portabilidad han hecho de la ecografía un gran aliado a la hora de resolver dudas prácticas que surgen en el manejo de nuestros pacientes.

En la valoración de la vía aérea, la ecografía ha mostrado ser más útil que la radiografía para la confirmación de la colocación del tubo endotraqueal, así como de la auscultación en lugares ruidosos (calle, helicóptero o ambulancia). Es superior a las técnicas de palpación habituales a la hora de localizar la membrana cricotiroidea para realizar un acceso quirúrgico de emergencia. Su visualización es comparable a la obtenida mediante técnicas de RMN o TAC.

Dado que las estructuras que se van a visualizar son superficiales (3-4 cm), se recomienda utilizar una sonda lineal de alta frecuencia (7.5-12 Mhz) para la exploración de la vía aérea.

Localización de membrana cricotiroidea

El abordaje de emergencia de la vía aérea puede salvarle la vida a un paciente en un escenario de no ventilación no intubación. Los accesos de emergencia llevados a cabo por anestesiólogos tienen un éxito del 36-52 %. La identificación manual es baja, siendo en pacientes obesos entre un 0 y 39 %. La localización de la membrana cricotiroidea mediante ecografía se consigue en un 100 % de los casos, con un tiempo medio de visualización de 24,3 segundos. Se recomienda, por tanto, la realizar una localización y marcaje de la membrana cricotiroidea antes de manipular una vía aérea difícil.

Existen dos técnicas para detectar la membrana cricotiroidea: 1) la técnica longitudinal en «cordón de perlas» (CDP) y 2) la técnica transversal tiroides-aire-cricoides-aire (TACA). La CDP es la técnica más utilizada y que ha mostrado superioridad ante la detección mediante palpación. Así mismo, permite también localizar los cartílagos traqueales para la realización de una traqueostomía. La TACA se utiliza en casos en los que el paciente tiene un cuello corto o es incapaz de extenderlo, por lo que colocar la sonda en sentido longitudinal resulta imposible.

Técnica longitudinal en cordón de perlas (CDP). Al colocar la sonda sobre la horquilla esternal en sentido transversal, se identifican la tráquea y los anillos traqueales como imágenes hipoecogénicas, seguidas de una banda hiperecogénica (que representa el aire). Al realizar un giro de la sonda de 90º, se visualizan unos puntos hipoecogénicos, los anillos traqueales. Estos últimos ofrecen una imagen similar a las cuentas de un cordón de perlas. En la parte superior se encuentra una estructura ovalada, también hipoecogénica, el cartílago cricoides. Inmediatamente por encima, se observa la membrana cricotiroidea, que enlaza con el cartílago tiroides (Figura 1).

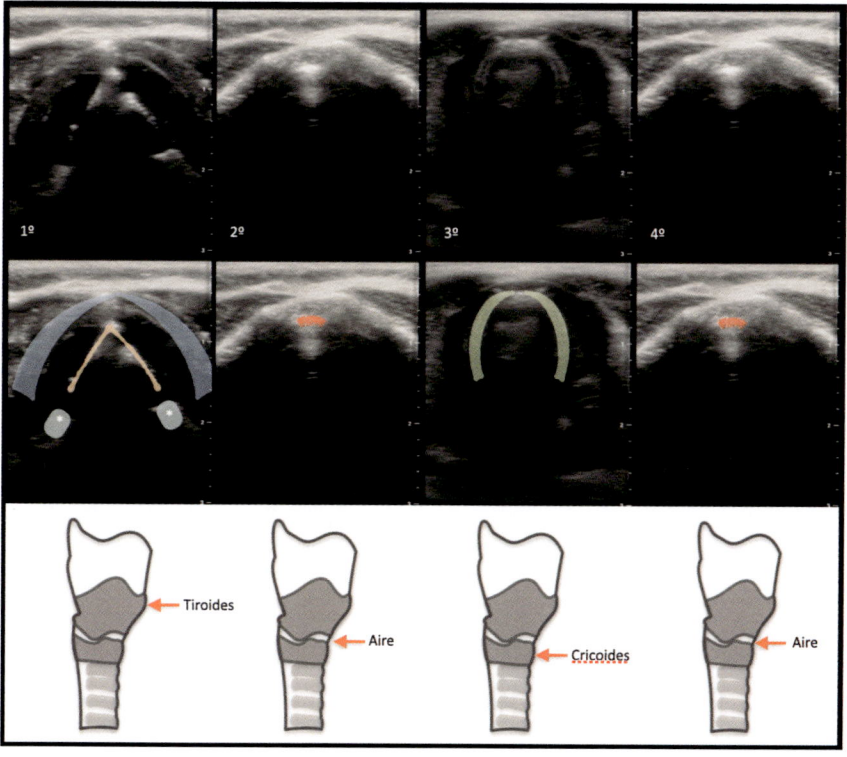

Figura 1. Técnica longitudinal en «cordón de perlas» (CDP). 1 - A nivel del cartílago tiroides (azul), cuerdas vocales en rojo y los aritenoides (*). 2 - A nivel de la membrana cricotiroidea (aire). La línea roja indica el aire que se encuentra posterior a la tráquea. 3 - Cartílago cricoides (verde). 4 - Se asciende de nuevo para alcanzar la membrana cricotiroidea.

Técnica transversal tiroides-aire-cricoides-aire (TACA). En primer lugar, se coloca la sonda ecográfica en sentido transversal para localizar el cartílago tiroideo, que se visualiza como una estructura hiperecogénica triangular. A ese mismo nivel, se observan las cuerdas vocales y los aritenoides. A continuación, se desliza la sonda en sentido caudal. La siguiente imagen que se visualiza es la de la membrana cricotiroidea, que se observa como una línea hiperecogénica con artefactos de reverberación por debajo de la misma (líneas blancas). Si se continúa, se llega hasta el cartílago cricoides, que presenta una morfología en «U invertida». Por último, se desliza la sonda en sentido cefálico para encontrar de nuevo la membrana cricotiroidea, antes de alcanzar el cartílago tiroides (Figura 2).

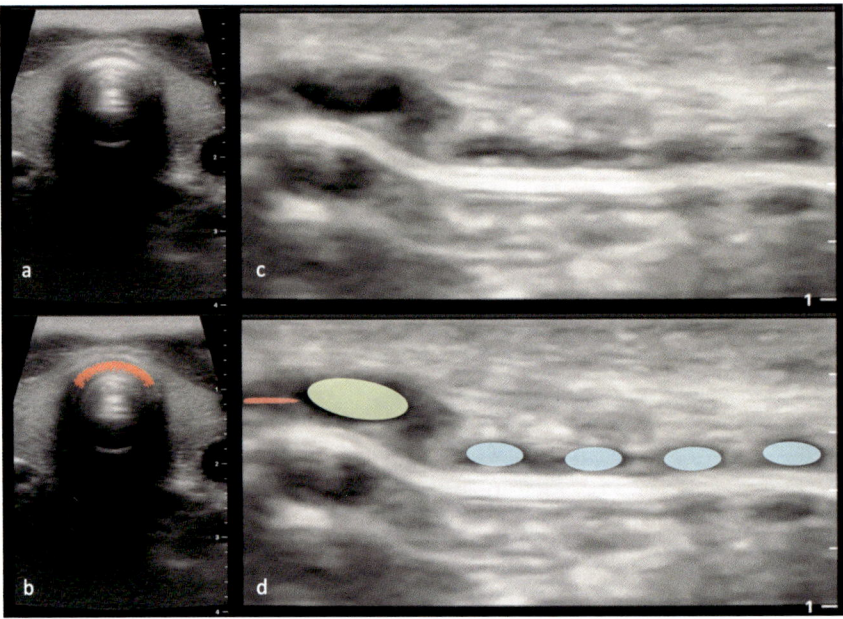

Figura 2. Técnica transversal tiroides-aire-cricoides-aire (TACA). En la imagen B se muestra la línea roja que representa el aire posterior a la tráquea. En la imagen D se observa en verde el cartílago cricoides (verde) y los anillos traqueales (azul). Por encima del cartílago cricoides se encuentra la membrana cricotiroidea (rojo).

Intubación e inserción de dispositivos supraglóticos

Intubación endotraqueal

El uso de la ecografía para la confirmación de la intubación endotraqueal ha ido ganando popularidad junto con otros métodos de confirmación como la auscultación bilateral, el CO_2 espirado, la visualización del paso a través de las cuerdas vocales, la visualización traqueal mediante fibrobroncoscopia y la radiografía de tórax.

La ecografía ha mostrado superioridad en situaciones con elevado ruido ambiental y en paradas cardiorrespiratorias, frente a los métodos tradicionales. El método más utilizado es la exclusión de la intubación esofágica. Colocando la sonda sobre el hueco supraesternal transversal a la tráquea, se localizan los anillos traqueales. El esófago se visualiza como una imagen ovalada con una pared hiperecogénica y un centro hipoecogénico. La ecografía se puede realizar durante la maniobra de intubación o bien, posteriormente a esta. La intubación esofágica se describe como una estructura hiperecogénica posterolateral a la tráquea, con una sombra posterior, que se corresponde con el tubo endotraqueal y que ofrece la imagen de «doble luz» (Figura 3).

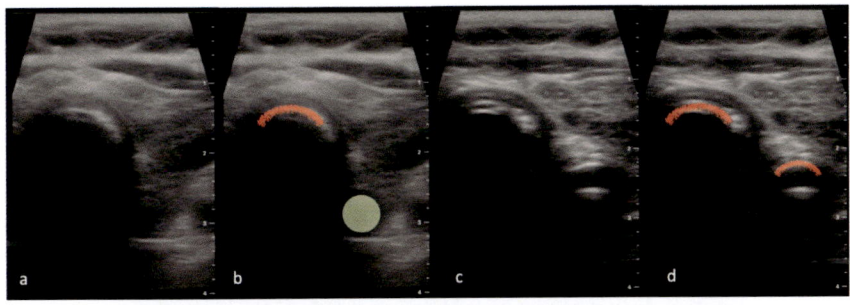

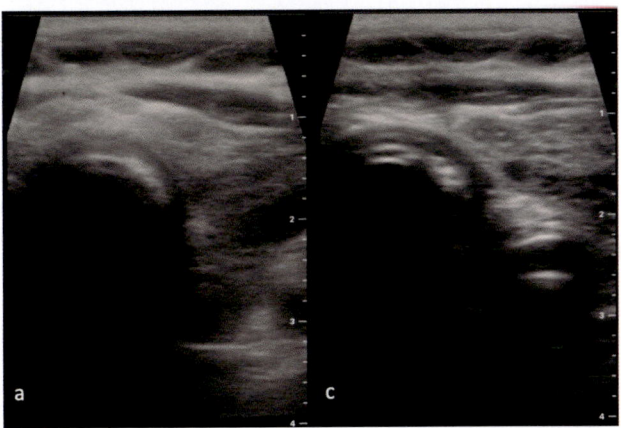

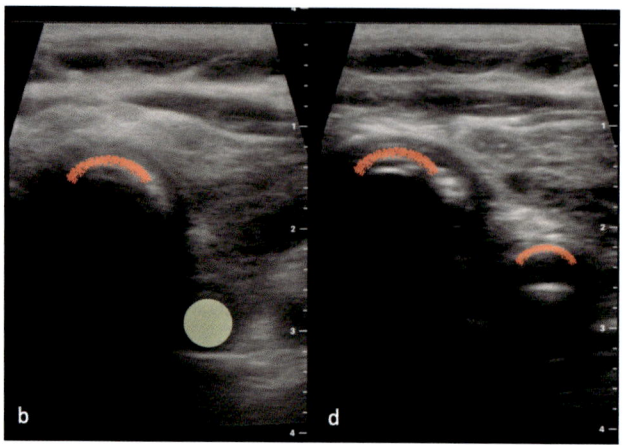

Figura 3. Intubación esofágica. La imagen B muestra el esófago (verde), lateral a la tráquea. En la imagen D se aprecia la imagen de «doble luz», formada por la tráquea y por un tubo endotraqueal en el esófago.

Indirectamente, también se puede comprobar la intubación por la presencia de deslizamiento pleural tras la ventilación o por el movimiento diafragmático, pero ambas técnicas por sí solas, carecen una elevada especificidad.

Inserción de dispositivos supraglóticos

Los anestesiólogos utilizan las mascarillas laríngeas (ML) en el día a día. La malposición es una causa de ventilación inadecuada, con la necesidad de recolocar el dispositivo en caso de que no se obtenga una adecuada presión de sellado. El *gold standard* a la hora de comprobar la colocación de la ML es la fibrobroncoscopia, pero no deja de ser una técnica invasiva. La ecografía permite comprobar la posición de la ML en la vía aérea.

A nivel del cartílago tiroides, en un corte transversal, se puede observar la sombra del neumo de la cazoleta a cada lado de la línea media, por debajo de los aritenoides y de forma simétrica (Figura 4).

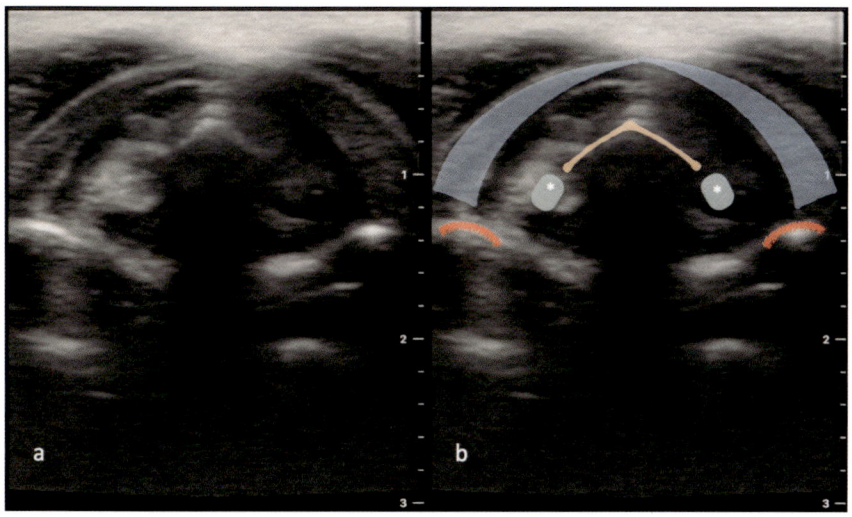

Figura 4. Imagen de mascarilla laríngea normoposicionada a nivel del cartílago tiroides, en un corte transversal. Las líneas rojas representan el neumotaponamiento. Ambas líneas se encuentran alineadas.

Conclusión

La ecografía va ganando cada vez más terreno en la práctica habitual del anestesiólogo. La introducción de dispositivos de bolsillo hace que pueda ser empleada en cualquier escenario y en cualquier momento. Las limitaciones de las técnicas tradicionales, hace que la ecografía se esté estudiando en la valoración y en el manejo de la vía aérea. La ecografía focalizada se utiliza actualmente para la valoración de la vía aérea, la confirmación de la intubación y en la localización de la membrana cricotiroidea para la realización de un abordaje de emergencia.

Bibliografía

Abdallah, F. W. *et al.* Is Ultrasound a Valid and Reliable Imaging Modality for Airway Evaluation?: An Observational Computed Tomographic Validation Study Using Submandibular Scanning of the Mouth and Oropharynx. J Ultrasound Med. 2017 Jan; 36 (1): 49-59. doi: 10.7863/ultra.16.01083. Epub 2016 Dec 3. PMID: 27914206.

Kristensen, M. S.; Teoh, W. H.; Rudolph, S. S. Ultrasonographic identification of the cricothyroid membrane: best evidence, techniques, and clinical impact. Br J. Anaesth. 2016 Sep; 117 Suppl 1: i39-i48. doi: 10.1093/bja/aew176. Epub 2016 Jul 17. PMID: 27432055.

McPherson, K.; West, S. Percutaneous emergency airway access: prevention, preparation, technique and training. Br J. Anaesth. 2016 Jan; 116 (1): 143-4. doi: 10.1093/bja/aev417. PMID: 26675962.

Ramsingh, D. *et al.* Auscultation versus Point-of-care Ultrasound to Determine Endotracheal versus Bronchial Intubation: A Diagnostic Accuracy Study. Anesthesiology. 2016 May; 124 (5): 1012-20. doi: 10.1097/ALN.0000000000001073. PMID: 26950708.

You-Ten, K. E. *et al.* Point-of-care ultrasound (POCUS) of the upper airway. Can J Anaesth. 2018 Apr; 65 (4): 473-484. English. doi: 10.1007/s12630-018-1064-8. Epub 2018 Jan 18. PMID: 29349733.

Gottlieb, M. *et al.* Ultrasound for airway management: An evidence-based review for the emergency clinician. Am J. Emerg Med. 2020 May; 38 (5): 1007-1013. doi: 10.1016/j.ajem.2019.12.019. Epub 2019 Dec 11. PMID: 31843325.

Song, K.; Yi, J.; Liu, W.; Huang, S.; Huang, Y. Confirmation of laryngeal mask airway placement by ultrasound examination: a pilot study. J Clin Anesth. 2016 Nov; 34: 638-46. doi: 10.1016/j.jclinane.2016.06.019. Epub 2016 Aug 3. PMID: 27687463.

Capítulo 2.

Vía aérea superior intubación orotraqueal tubo de doble luz predicción de vía aérea difícil sonda nasogástrica saos y mascarilla laríngea

Miguel Ángel Fernández Vaquero
Elisa Fernández Elías
Mercedes Fernández Álvarez
Diego Meléndez Salinas
Clínica Universidad Navarra.
Departamento Anestesia y Cuidados Intensivos (Madrid)

Introducción

PoCUS de vía aérea (*Point of Care Ultrasound*): hace referencia a «una ecografía de tipo diagnóstico/procedimiento realizado por un médico a un paciente para ayudar a la evaluación o manejo de este». Las indicaciones se dividen en:

ECOGRAFÍA DE LA VÍA AÉREA PARTE 1	ECOGRAFÍA DE LA VÍA AÉREA PARTE 2
1. Diagnóstico de intubación traqueal vs esofágica.	1. Evaluación de patología vía aérea.
2. Predicción tamaño tubo endotraqueal y/o tubo doble luz.	2. Localización de la membrana cricotiroidea.
3. Predicción de posible vía aérea difícil (VAD).	3. Bloqueos nerviosos para el manejo de la vía aérea.
4. Confirmación colocación de sonda nasogástrica.	4. Evaluación del estado prandial.
5. Evaluación Apnea Obstructiva del sueño (SAOS).	5. Traqueostomía por dilatación percutánea.
6. Confirmación adecuada colocación mascarilla laríngea.	6. Predicción de extubación.

1. Equipo

Debemos disponer de al menos dos tipos de sondas: lineal y convex.

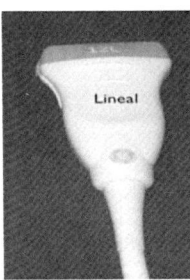

SONDA LINEAL
- Sondas de alta frecuencia (5-10 MHz).
- Campo superficial (0-7 centímetros) y muy detallado en la zona proximal.
- Imagen rectangular.
- De elección en el 90 % de las ocasiones.
- La vía aérea es superficial con estructuras en rango 1-3 centímetros.
- Por su forma y tamaño se adapta al cuello de manera óptima.

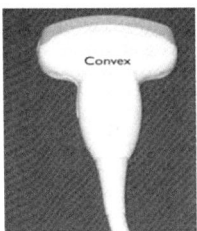

SONDA CONVEX
- Sondas de baja frecuencia (2-5 MHz).
- Permiten exploraciones mucho más profundas (0-25 centímetros).
- Son adecuadas en determinadas exploraciones como la ecografía gástrica.
- Su tamaño y la perdida de detalle de la imagen proximal, no la hace idónea para zonas del cuello.

Imagen 1. Sondas lineal (izquierda) y convex (derecha).

2. Colocación del paciente

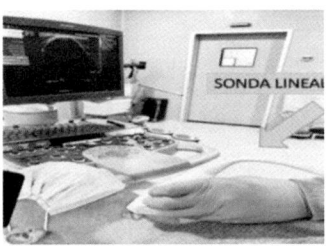
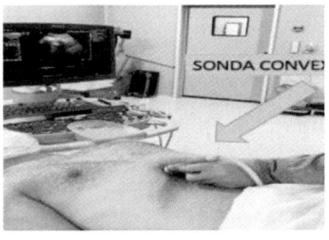

COLOCACIÓN DEL PACIENTE
- Decúbito supino con cabeza en hiperextensión/olfateo para todas las técnicas, excepto para evaluación de estado prandial que será en decúbito lateral derecho o en supino.
- El anestesiólogo explorador debe colocarse a la cabecera del paciente, y el ecógrafo de forma ergonómica para optimizar la imagen.
- Se matizará en cada apartado, según la indicación, la óptima colocación de los pacientes.

Imagen 2. Colocación paciente.

3. Anatomía topográfica, seccional y sistemática de exploración 1

Para el adecuado manejo de la ecografía en vía aérea se debe tener conocimiento de la anatomía topográfica y seccional de la zona a estudiar.

A. Anatomía topográfica

La zona para estudiar comprende el triángulo cervical anterior.

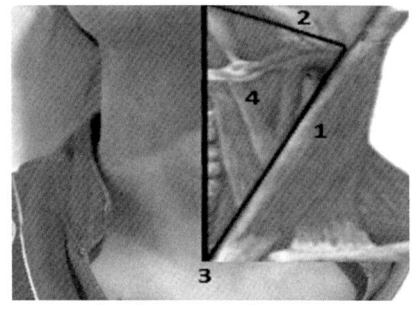

TRIÁNGULO CERVICAL ANTERIOR:
1. Lados: borde anterior de esternocleidomastoideo.
2. Base: borde inferior de mandíbula
3. Vértice: línea media escotadura yugular.
4. Contenido: hueso hioides, músculo suprahioideos e infrahioideos, faringe, esófago, laringe y tráquea.

Imagen 3. Triángulo cervical anterior.

B.- Anatomía seccional

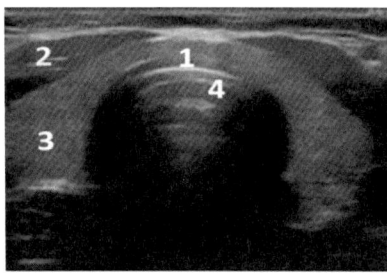

DENSIDADES ECOGÉNICAS:
1. Estructuras cartilaginosas: hipoecoicas y homogéneas
2. Músculos y tejido conectivo: estriado e hipoecoico.
3. Grasa y glándulas: homogénea y ligeramente hiperecoico.
4. Interfaz aire-mucosa: hiperecoica brillante.
5. Hueso: hiperecoico con sombra acústica posterior. No aparece representado en la imagen.

Imagen 4. Densidades ecográficas.

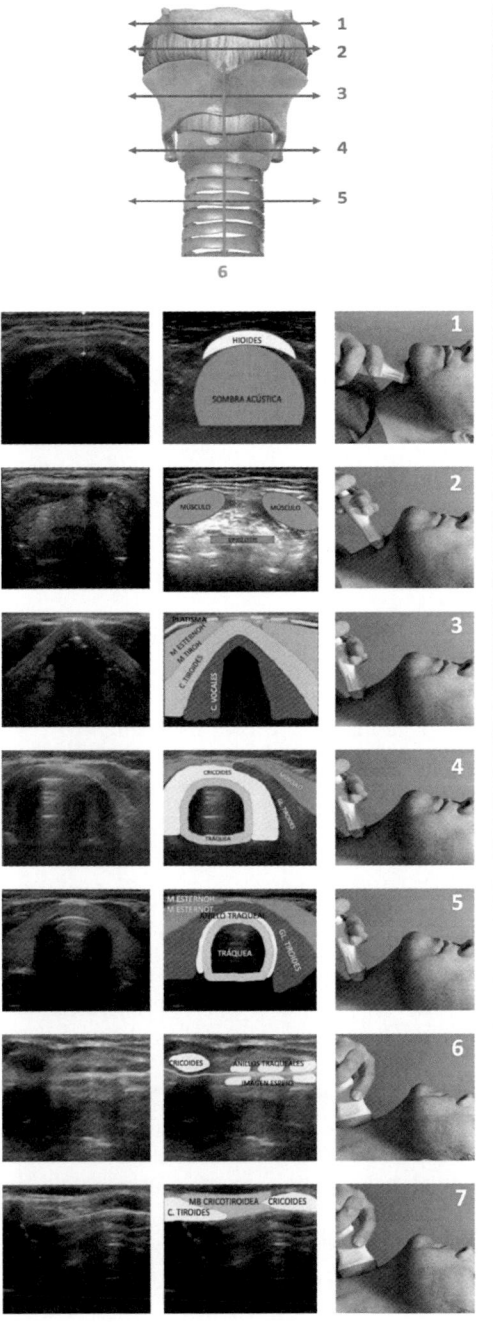

SISTEMÁTICA DE EXPLORACIÓN VÍA AÉREA
- Posición: decúbito supino y cuello en hiperextensión.
- Sonda: Lineal de alta frecuencia (5-14 MHz), con profundidad de 3-4 cm y foco a 1 cm

CORTE TRANSVERSAL
1. Nivel hioideo: corte del hueso Hioides con forma de p paraguas, caracterizada por ser una estructura hiperecoica que presenta sombra acústica posterior.
2. Nivel membrana tirohioidea: visualización de la epiglotis con aspecto hipoecoico. Su porción posterior, hiperecoica, corresponde a la interfaz aire-mucosa. La imagen se asemeja a una «cara de sapo».
3. Nivel cartílago tiroides: con forma de ala delta. Esta es la ventana más adecuada para valorar las cuerdas vocales y su movimiento, tienen forma triangular y en la zona más profunda se observan los aritenoides.
4. Nivel cartílago cricoides: tiene forma de U invertida con un grosor mayor que los anillos traqueales.
5. Nivel anillos traqueales: forma de U invertida.

CORTE LONGITUDINAL.
6. Cartílago cricoides y anillos traqueales: imagen similar a un collar de perlas (hipoecoicos), el último de ellos de un tamaño mayor y corresponde al cartílago cricoides.
7. Cartílago tiroides-cricoides: la membrana cricotiroidea aparece como una banda hiperecoica que une cartílago tiroides y cartílago cricoides (hipoecoicos), a este nivel se podría realizar medición y marcaje de esta.

Imagen 5. Sistemática exploración vía aérea.

4. Hallazgos

A. Diagnótisco de intubación traqueal vs esofágica:

Los tres mecanismos de lesión que acontecen en las tres cuartas partes de los casos de fallo de manejo de vía aérea son: intubación imposible, dificultad en la ventilación o una intubación esofágica no detectada. Mediante la ecografía podemos verificar la intubación endotraqueal de dos formas, directa[2] o indirecta[3]. Ambos métodos permitirán diferenciar entre una intubación endotraqueal, endobronquial o esofágica. La principal ventaja de la confirmación de forma directa es que, en caso de intubación esofágica accidental, permite reconocerla de manera inmediata y en tiempo real, pudiendo ser corregida antes de iniciar la ventilación y evitando por tanto el riesgo de broncoaspiración y/o complicaciones asociadas.

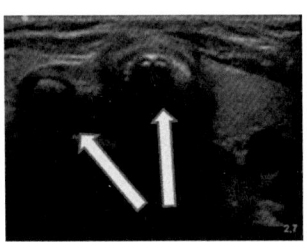
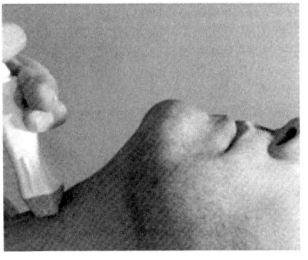

MÉTODO DIRECTO

- Posición: decúbito supino y cuello en hiperextensión.
- Sonda: Lineal de alta frecuencia (5-14 MHz), con profundidad de 3-4 cm y foco a 1 cm.

SISTEMÁTICA DE EXPLORACIÓN

- Para la realización del TRUE PROTOCOL (Tracheal Rapid Ultrasound Examination) se coloca el transductor de forma transversal a nivel de la tráquea, 1 cm por encima de la escotadura esternal. Se observa el paso del tubo a través de la tráquea o la introducción de este en el esófago, apareciendo el signo de la doble burbuja.

Imagen 6. Método directo diagnóstico intubación traqueal vs esofágica.

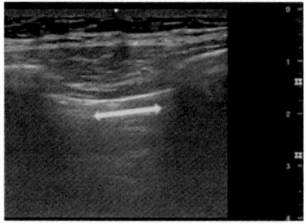

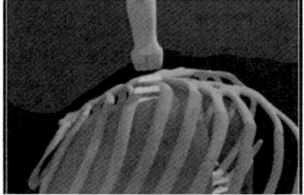

MÉTODO INDIRECTO
- Posición: decúbito supino y colocación de la sonda en cuarto-quinto espacio intercostal, línea medioclavicular.
- Sonda: Lineal de alta frecuencia (5-14 MHz), con profundidad de 3-4 cm y foco a 1 cm

SISTEMÁTICA DE EXPLORACIÓN
- El método indirecto se obtiene mediante ecografía pulmonar, valorando que existe deslizamiento pleural bilateral (*lung sliding*) en modo B y el «signo de la playa» en modo M a nivel intercostal. Este además permite determinar que no se produzca una intubación selectiva, pero precisa realizar ventilación del paciente.

Imagen 7. Método indirecto intubación traqueal vs esofágica.

B. Predicción tamaño tubo endotraqueal y/o tubo de doble luz [4,5]

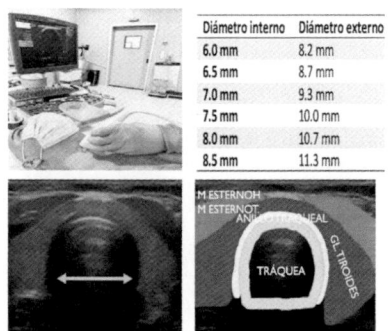

Diámetro interno	Diámetro externo
6.0 mm	8.2 mm
6.5 mm	8.7 mm
7.0 mm	9.3 mm
7.5 mm	10.0 mm
8.0 mm	10.7 mm
8.5 mm	11.3 mm

TAMAÑO TUBO ENDOTRAQUEAL
- Posición: decúbito supino y cuello en hiperextensión.
- Sonda. Lineal. Corte transversal a nivel de cartílago cricoides.

SISTEMÁTICA DE EXPLORACIÓN
- Debemos medir el diámetro de la columna de aire a nivel de la mitad superior del cartílago cricoides donde es más estrecha la tráquea, el margen de error establecido fue de 0,33 mm comparado con la RNM (diámetro externo).

Imagen 8. Predicción tamaño tubo endotraqueal.

Tamaño TDLI	DBPI TAC (mm)	DT TAC (mm)	AT US (mm)
41F	≥ 12.5	≥ 18	≥ 21.2
39F	≥ 11.5	≥ 16	≥ 19.3
37F	≥ 10.5	≥ 15	≥ 18.3
35F	≥ 10	≥ 14	≥ 17.4
32F	< 10	≥ 12.5	≥ 15.9

TDLI: Tubo doble luz izquierdo; TAC: Tomografía Axial Computarizada; DBPI: Diámetro bronquio principal izquierdo; DT: Diámetro Traqueal; AT: Ancho tráquea; F: French.

TAMAÑO TUBO DOBLE LUZ
- Posición: decúbito supino y cuello en hiperextensión.
- Sonda. Lineal. Corte transversal a nivel del quinto-sexto anillo traqueal.

SISTEMÁTICA DE EXPLORACIÓN
Corte transversal 0.5-1 cm por encima de la articulación esternoclavicular. El ratio de correlación entre el tamaño del bronquio principal izquierdo y la tráquea, es 0,69 en hombres y 0,68 en mujeres.

	Ratio
BPI TAC: DT TAC	0.80 (±0.10)
DT TAC: DT US	0.85 (±0.12)
BPI TAC: DT US	0.68 (±0.13)

Bronquio principal izquierdo (BPI) medido por TAC y diámetro traqueal (DT) medido por Ultrasonografía (US).

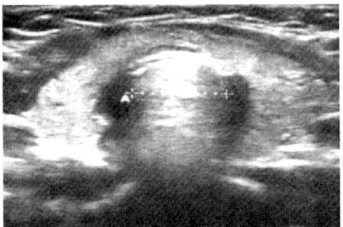

Imagen 9. Predicción tamaño tubo doble luz.

C. Predicción de posible vía aérea difícil

Desafortunadamente la mayoría de los parámetros clínicos que deberían valorar una potencial vía aérea difícil, no de forma aislada ni como modelos multiparamétricos, han demostrado suficiente capacidad de predicción. En 2021 se han publicado revisiones sistemáticas[6] que evalúan hasta 45 parámetros ecográficos. Se concluye que, la ultrasonografía es útil como herramienta en la predicción de una laringoscopia difícil y que los mejores parámetros para evaluarla son, distancia de piel a epiglotis, de piel a hueso hioides y distancia hiomentoniana. Se muestra un diagrama de 4 pasos[7] que corresponde a medidas que pueden ser sugestivas de una laringoscopia directa difícil[8].

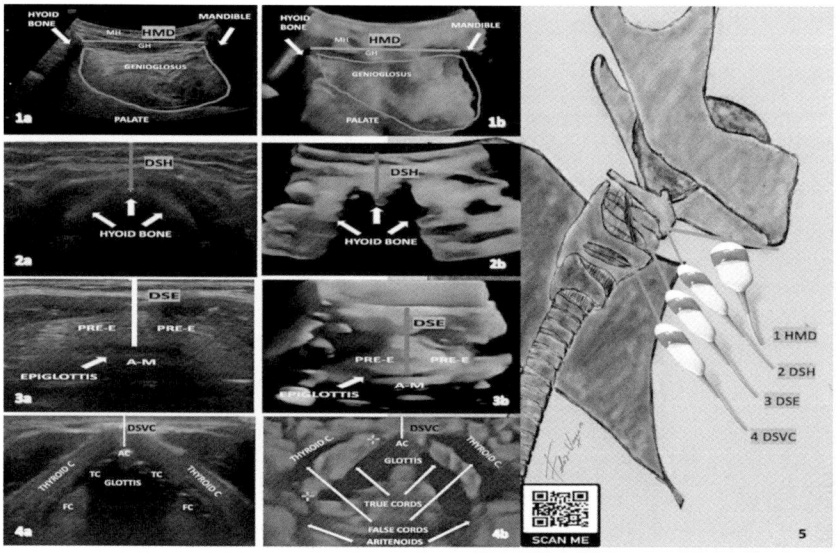

Imagen 10. Four-step measurements of ultrasound parameters that assess upper airway anatomy suggesting difficult laryngoscopy. Mylohyoid Muscle (MH); Geniohyoid Muscle (GH); Distance from Skin to hyoid bone (DSH); Distance from Skin to Epiglottis (DSE); Pre-Epiglottic Space (PRE-E); Air-Mucosa interface (A-M); Distance from Skin to Vocal Cords (DSVC); Anterior Commissure (AC); True Cords (TC); False Cords (FC).

PREDICCIÓN DE POSIBLE VÍA AÉREA DIFÍCIL

- Posición y sonda: decúbito supino y cuello en posición de olfateo. Sonda lineal.

SISTEMÁTICA DE EXPLORACIÓN

- Imagen 1a y 1b distancia hiomentoniana (HMD) (imágenes en 2D y 3D respectivamente) en plano longitudinal (PL).
- Imagen 2a y 2b distancia desde la piel al hueso Hioides (DSH) en plano transversal (PT).
- Imagen 3a y 3b distancia desde la piel a la epiglotis (DSE) en PT.
- Imagen 4a y 4b distancia desde la piel a las cuerdas vocales (DSVC) en PT.
- Imagen 5 muestra la colocación de la sonda respectivamente.

D. Confirmación colocación sonda nasogástrica[9]

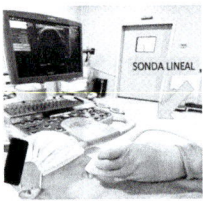
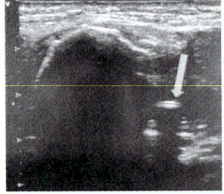
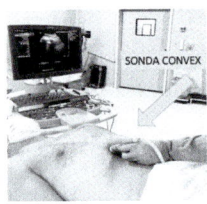
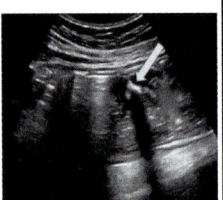

CONFIRMACIÓN COLOCACIÓN SONDA NASOGÁSTRICA
- Posición: decúbito supino y cuello en hiperextensión.
- Sonda: lineal para corte transversal de esófago y cónvex en parasagital izquierdo.

SISTEMÁTICA DE EXPLORACIÓN
1. **Transversal de esófago:** con sonda lineal a nivel de la escotadura supraesternal lateral, en el 90% de los pacientes el esófago se suele localizar en el lado izquierdo. Se observa una zona hiperecoica circular.
2. **Parasagital izquierdo:** sonda convexa y decúbito supino, se inicia escaneo en posición sagital en epigastrio y posterior deslizamiento a posición parasagital izquierda con rotación antihoraria.

Imagen 11. Confirmación colocación sonda nasogástrica.

E. Evaluación SAOS[10]

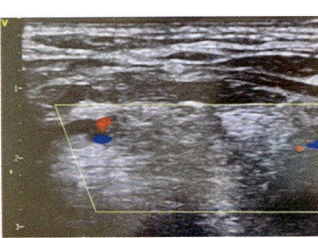
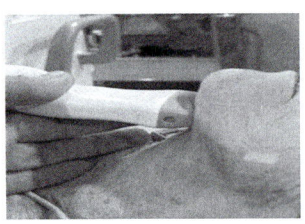

EVALUACIÓN SAOS
- Posición: decúbito supino y cuello en hiperextensión.
- Sonda: lineal para corte submandibular a nivel de la lengua, por encima de hueso hioides.

SISTEMÁTICA DE EXPLORACIÓN
Se debe medir el ancho de la base de la lengua en un corte transversal submandibular como distancia entre las arterias linguales. Una vez colocada la sonda debemos activar el Doppler.
Una distancia entre ambos vasos mayor de 30 mm implicaría un mayor número de episodios de apneas.

Imagen 12. Evaluación SAOS.

F. Confirmación adecuada colocación de mascarilla laríngea[11]

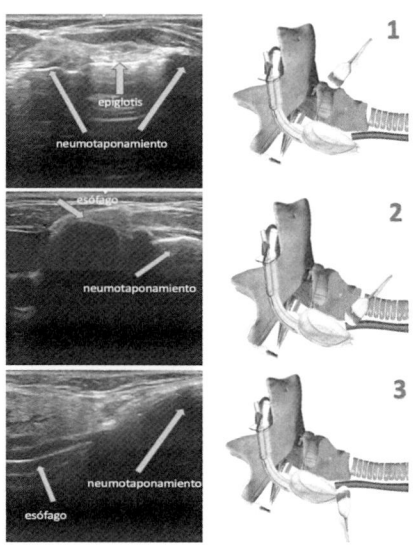

CONFIRMACIÓN ADECUADA COLOCACIÓN MASCARILLA LARÍNGEA

- Posición: decúbito supino-cuello en hiperextensión.
- Sonda: lineal corte transversal como en las figuras.

SISTEMÁTICA DE EXPLORACIÓN

1. **Membrana tirohioidea.** La primera imagen es un plano transversal entre hueso hioides y cartílago tiroides. Para confirmar se debe observar la sombra del manguito (se puede inflar-desinflar) a cada lado de la línea del hioides simétricamente.

2. **Transversal de esófago.** El segundo es un plano transversal a nivel de la escotadura supraesternal lateral. La colocación correcta requiere que la punta del manguito se sitúe directamente en el extremo superior del esófago sin rotación o plegado.

3. **Longitudinal de esófago.** Último plano que se adquiere del segundo, girando 90° el transductor. La imagen típica incluye una visión nítida y clara del borde del manguito. En caso de insertarse una sonda de succión se puede detectar un «signo de doble vía» entre la punta del manguito y el esófago proximal.

Imagen 13. Confirmación adecuada colocación mascarilla laríngea.

Conclusiones

1. La ecografía permite diferenciar entre una intubación endotraqueal, endobronquial o esofágica.

2. Los ultrasonidos son fiables para medir el diámetro de la vía aérea superior subglótica, demostrándose buena correlación con el «Gold Standard», la resonancia magnética. En otro sentido, también existe una fuerte correlación entre el tamaño del bronquio principal izquierdo y tráquea, cuyo ratio es 0,69 en hombres y 0,68 en mujeres.

3. Los parámetros clínicos no han demostrado suficiente capacidad de predicción en la vía aérea difícil, es por lo que la ecografía, se introduce con fuerza en el manejo de esta y en la búsqueda de parámetros predictores definitivos.

4. La ecografía tiene una sensibilidad del 97 % para la detección de la correcta colocación de una sonda nasogástrica (en menor tiempo y libre de radiación) con respecto a la radiografía (100 % de sensibilidad).

5. Los ultrasonidos permiten correlacionar la severidad del SAOS con la polisomnografía.

6. El grado de correlación entre la ecografía intraoperatoria y la fibra óptica para la confirmación de la correcta colocación de la mascarilla laríngea es bastante significativo (r = 0,92).

Bibliografía

1 Fernández-Vaquero, M. Á.; Carrillo-esper R. Ecografía de vía aérea: en busca de la membrana cricotiroidea. *Rev Mex Anestesiol* 2021; 44: 116-122.

2 Chou, H. C.; Tseng, W. P.; Wang, C. H.; Ma, M. H. M.; Wang, H. P.; Huang, P. C. *et al.* Tracheal rapid ultrasound exam (T.R.U.E.) for confirming endotracheal tube placement during emergency intubation. *Resuscitation* 2011; 82: 1279-1284.

3 Weaver, B.; Lyon, M.; Blaivas, M. Confirmation of endotracheal tube placement after intubation using the ultrasound sliding lung sign. *Acad Emerg Med* 2006; 13: 239-244.

4 Jain, K.; Gupta, N.; Yadav, M.; Thulkar, S.; Bhatnagar, S. Radiological evaluation of airway - What an anaesthesiologist needs to know! *Indian J Anaesth* 2019; 63: 257-264.

5 Brodsky, J. B.; Malott, K.; Angst, M.; Fitzmaurice, B. G.; Kee, S. P.; Logan, L. The relationship between tracheal width and left bronchial width: Implications for left-sided double-lumen tube selection. *J Cardiothorac Vasc Anesth* 2001; 15: 216-7.

6   Sotoodehnia, M.; Rafiemanesh, H.; Mirfazaelian, H.; Safaie, A.; Baratloo, A. Ultrasonography indicators for predicting difficult intubation: a systematic review and meta-analysis. *BMC Emerg Med* 2021; 21: 76.

7   Fernandez-Vaquero, M. Á.; Delgado-Cidranes, E.; Greif, R. Next generation in ultrasound imaging to assess upper airway. *Brazilian J Anesthesiol (English Ed* 2022. doi:10.1016/J.BJANE.2022.05.008.

8   Fernández-Vaquero, M. Á.; Charco-Mora, P.; García-Aroca, M. Á.; Greif, R. Preoperative airway ultrasound assessment in the sniffing position: a prospective observational study. *Brazilian J Anesthesiol (English Ed* 2022. doi:10.1016/J.BJANE.2022.07.003.

9   Kim, H. M.; So, B. H.; Jeong, W. J.; Choi, S. M.; Park, K. N. The effectiveness of ultrasonography in verifying the placement of a nasogastric tube in patients with low consciousness at an emergency center. *Scand J Trauma Resusc Emerg Med* 2012; 20: 1-6.

10 Lahav, Y.; Rosenzweig, E.; Heyman, Z.; Doljansky, J.; Green, A.; Dagan, Y. Tongue base ultrasound: A diagnostic tool for predicting obstructive sleep apnea. *Ann Otol Rhinol Laryngol* 2009; 118. doi:10.1177/000348940911800304.

11 Song, K.; Yi, J.; Liu, W.; Huang, S.; Huang Y. Confirmation of laryngeal mask airway placement by ultrasound examination: a pilot study. *J Clin Anesth* 2016; 34. doi:10.1016/j.jclinane.2016.06.019.

Capítulo 3.

Evaluación patología de la vía aérea. Localización de la membrana cricotiroidea. Bloqueos nerviosos para manejo de la vía aérea. Evaluación del estado prandial. Traqueostomía por dilatación percutánea. Predicción extubación

Miguel Ángel Fernández Vaquero
Diego Meléndez Salinas
Cristina Gallardo Mayo
Elisa Fernández Elías
Clínica Universidad Navarra. Departamento de
Anestesia y Cuidados Intensivos (Madrid)

1. Introducción

Las indicaciones de PoCUS en vía aérea son:

ECOGRAFÍA DE LA VÍA AÉREA. PARTE 1	ECOGRAFÍA DE LA VÍA AÉREA. PARTE 2
1. Diagnóstico de intubación traqueal vs esofágica.	1. Evaluación patología vía aérea.
2. Predicción tamaño tubo endotraqueal y/o tubo doble luz.	2. Localización de la membrana cricotiroidea.
3. Predicción de posible vía aérea difícil (VAD).	3. Bloqueo nerviosos para el manejo de la vía aérea.
4. Confirmación colocación de sonda nasogástrica.	4. Evaluación del estado prandial.
5. Evaluación Apnea Obstructiva del sueño (SAOS).	5. Traqueostomía por dilatación percutánea.
6. Confirmación adecuada colocación mascarilla laríngea.	6. Predicción de extubación.

Evaluación patología de la vía aérea [1]

PATOLOGÍA QUE PUEDE INFLUIR EN EL MANEJO DE LA VÍA AÉREA
- Posición: decúbito supino y cuello en hiperextensión.
- Sonda: Lineal de alta frecuencia (5-14 MHz), con profundidad de 3-4 cm y foco a 1 cm.

SISTEMÁTICA DE EXPLORACIÓN:
Hemangiomas subglóticos, estenosis laríngea, quistes laríngeos y otras patologías han sido descritas por ecografía. Un ejemplo claro de esta patología son los divertículos de Zenker, que son una fuente potencial de regurgitación y aspiración. Las neoplasias y otras patologías son también en la mayor parte, hallazgos casuales en una ecografía rutinaria y pueden afectar al manejo de la vía aérea.

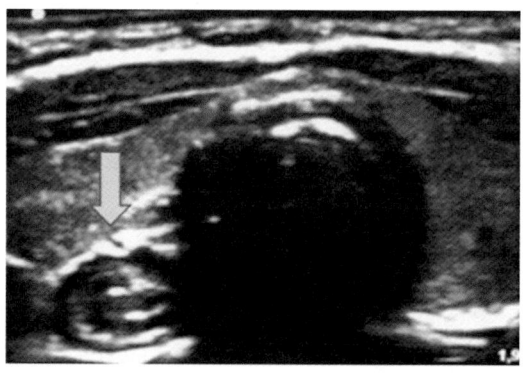

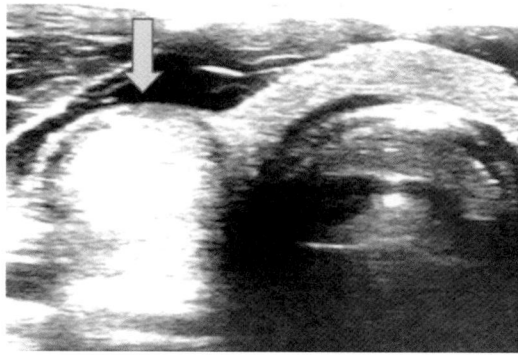

Imagen 1. Divertículo de Zenker (imagen superior) y nódulo tiroideo (imagen inferior).

2. Localización de la membrana cricotiroidea

Tan solo 3 de cada 10 especialistas son capaces de localizar la membrana cricotiroidea por referencias anatómicas. Las estructuras traqueales se pueden identificar por ultrasonografía, incluso cuando no son identificables por palpación[2]. La ecografía en manos adiestradas puede identificar la anatomía para realizar una cricotiroidotomía con rapidez y precisión en tan solo 24,3 segundos[3] permitiendo, por tanto, estar preparados ante una posible emergencia[4].

LOCALIZACIÓN MEMBRANA CRICOTIROIDEA
- Posición: paciente en decúbito supino.
- Sonda: lineal, profundidad 3-4 cm y foco a 1 cm.

SISTEMÁTICA DE EXPLORACIÓN:
CORTE TRANSVERSAL.
1. Nivel cartílago tiroides: se observa una estructura triangular con forma de ala delta. Las cuerdas vocales aparecerán por dentro con forma triangular. (precisa angulación de la sonda de 45-60º en dirección cefálica).
2. Nivel cartílago cricoides: segundo corte, se desliza la sonda en sentido caudal hasta la siguiente estructura cartilaginosa con forma semicircular, es el cartílago cricoides.
3. Nivel anillos traqueales: tercer corte transversal, dirigir la sonda en sentido caudal hasta anillos traqueales. A la altura del 6º o 7º anillo traqueal, detener la sonda y girar 90º sobre su propio eje, así se consigue el cambio de exploración transversal a longitudinal.

CORTE LONGITUDINAL
4. Cartílago cricoides y anillos traqueales: se observan imágenes de aspecto hipoecoico en forma de «lentejas» (anillos traqueales) y una más grande, redondeada y en posición cefálica con forma de «alubia» (cartílago cricoides).
5. Cartílago tiroides-cricoides (membrana cricotiroidea): en sentido cefálico, una vez identificado el cartílago cricoides, el tejido que aparece nada más finalizar el mismo, es la membrana cricotiroidea, que se inserta en posición cefálica en cartílago Tiroides.

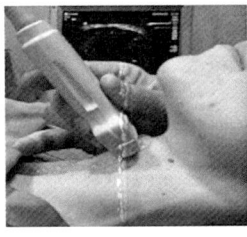
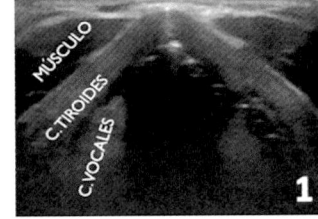
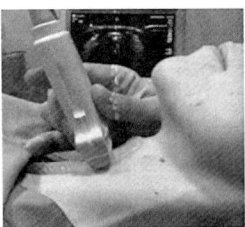
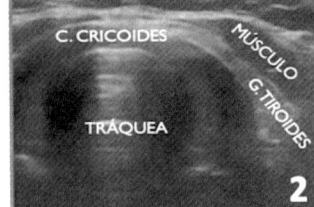

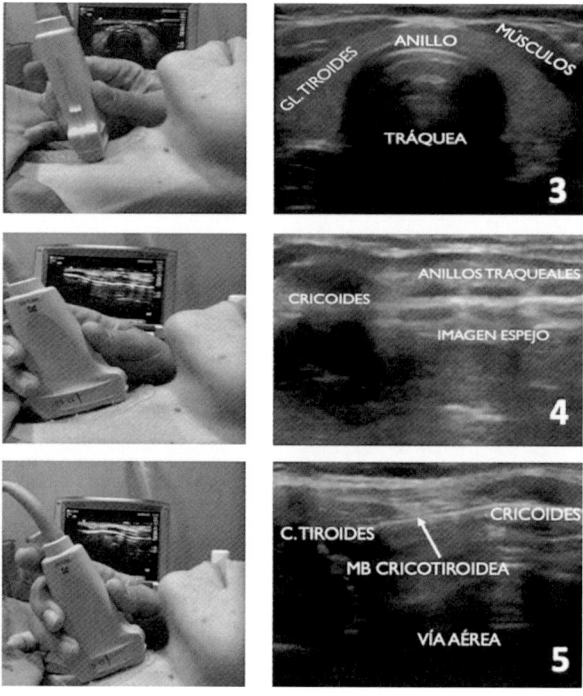

Imagen 2. Localización membrana cricotiroidea.

MARCAJE MEMBRANA CRICOTIROIDEA

1. Preparación kit marcaje y colocación aguja: podemos usar una aguja de Tuohy u otra guía y un vial de azul de metileno para colorearla. Situar la aguja entre piel y sonda, creando en la parte más superficial una imagen hiperecogénica, con sombra acústica posterior. A continuación, se desplazará hasta el borde superior del cartílago cricoides.

2. Marcaje de la membrana: finalmente, al retirar la aguja quedará la marca a nivel del borde inferior de la membrana cricotiroidea. En caso de haber realizado medición de esta, se puede usar una regla milimetrada para dibujar todo el espesor.

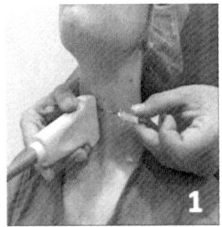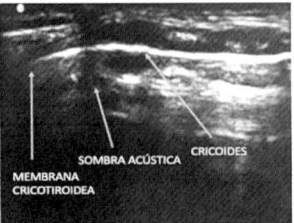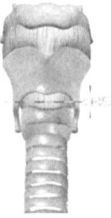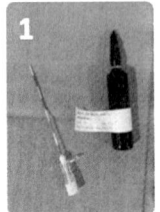

SOMBRA ACÚSTICA CRICOIDES
MEMBRANA CRICOTIROIDEA

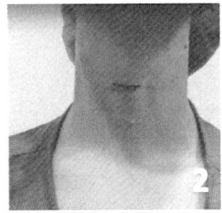

MARCAJE MEMBRANA CRICOTIROIDEA.

1.- Preparación kit marcaje y colocación aguja: podemos usar una aguja de Tuohy u otra guía y un vial de azul de metileno para colorearla. Situar la aguja entre piel y sonda, creando en la parte más superficial una imagen hiperecogénica, con sombra acústica posterior. A continuación, se desplazará hasta el borde superior del cartílago cricoides.

2.- Marcaje de la membrana: finalmente, al retirar la aguja quedará la marca a nivel del borde inferior de la membrana cricotiroidea. En caso de haber realizado medición de esta, se puede usar una regla milimetrada para dibujar todo el espesor.

Imagen 3. Marcaje de la membrana cricotiroidea.

3. Bloqueos nerviosos para manejo de la vía aérea[5]

La ecografía se puede aplicar para identificar y bloquear potencialmente el nervio laríngeo superior, como parte de la preparación para la intubación en pacientes despiertos. Se identifica por ecografía el asta mayor del hueso hioides y la arteria laríngea superior, el nervio laríngeo superior no se identifica fácilmente, por lo que se inyecta el anestésico entre las dos estructuras anteriormente mencionadas.

BLOQUEOS NERVIOSOS:
- Posición: decúbito supino y cuello en hiperextensión.
- Sonda. Lineal. Corte transversal a nivel de hueso hioides.

SISTEMÁTICA DE EXPLORACIÓN:
Se debe identificar el asta mayor del hueso hioides, en esa zona se encuentra la arteria laríngea superior y el nervio laríngeo superior, que no se identifica fácilmente, por lo que se inyecta el anestésico entre las dos estructuras anteriormente mencionadas.

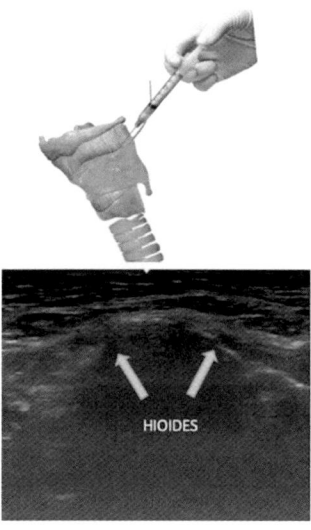

Imagen 4. Bloqueos nerviosos de la vía aérea.

4. Evaluación del estado prandial (point-of-care for gastric ultrasound)[6]

La aspiración perioperatoria de contenido gástrico es una de las complicaciones respiratorias más frecuentes según la auditoria del NAP4. La incidencia total en la población quirúrgica se calcula entre el 0,1 % y el 19 % dependiendo del paciente y de factores quirúrgicos, y no ha cambiado en las últimas décadas. La valoración preoperatoria del riesgo de aspiración pulmonar se basa esencialmente en la historia del paciente, adaptándose el manejo clínico a las recomendaciones de las guías actuales. La ecografía gástrica se postula como la primera técnica de imagen no invasiva, dada su versatilidad, precisión y reproducibilidad que se ha validado para proporcionar información sobre la naturaleza y el volumen del contenido gástrico a pie de cama.

PoCUS Gástrico:
- Posición: Supino y decúbito lateral derecho.
- Sonda. Convexa. Colocar a nivel sagital en epigastrio con posterior avance parasagital izquierdo y leve rotación antihoraria.

SISTEMÁTICA DE EXPLORACIÓN:
- Localización: conseguir corte transversal del antro gástrico. Como referencias anatómicas se identifican el lóbulo hepático izquierdo en posición anterior y páncreas en zona posterior, aorta o vena cava inferior en zona más profunda y arteria/vena mesentérica superior (por encima de los grandes vasos).
- Efectuar la medición del ATA en empleando la herramienta de selección de área del ecógrafo (con selección de puntos o trazado de contorno. Sólo en antro grado 1 para cálculo de volumen gástrico.

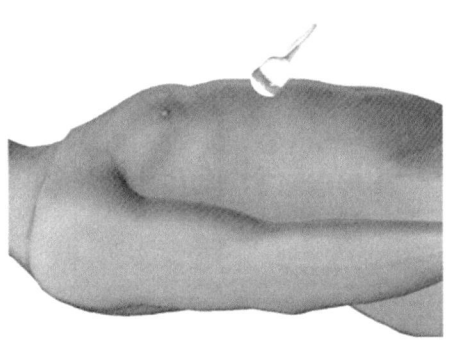
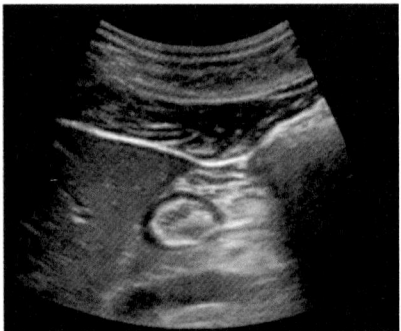
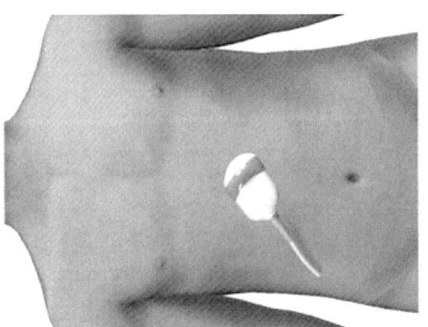
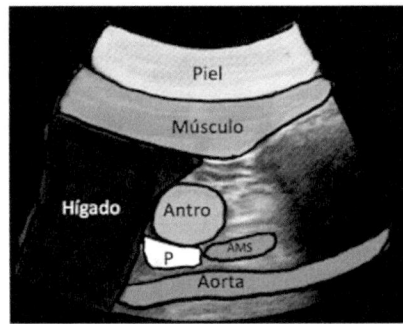

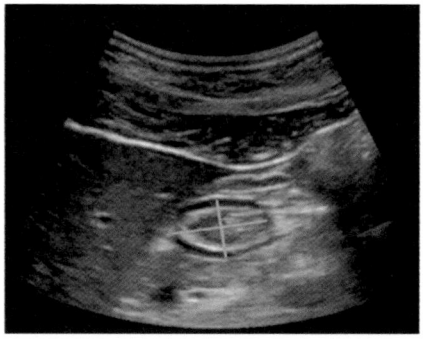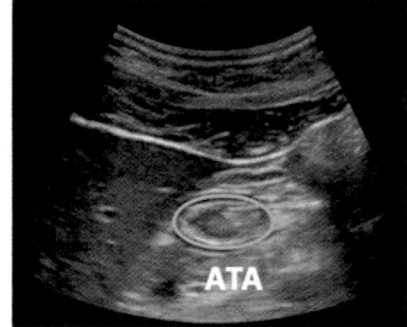

Imagen 5. Sistemática de exploración PoCUS gástrico.

Estómago vacío o Antro grado 0
Contenido mínimo de aire o líquidos claros, se denomina antro aplanado u ojo de toro (Bull´s eye). Aparece en supino o en decúbito lateral derecho.

BAJO RIESGO DE ASPIRACIÓN

Líquidos claros o Antro grado 1.
Líquido visible sólo en decúbito lateral derecho (poco volumen gástrico).
A. Volumen de líquidos claros no significativo < 1,5 ml/kg
B. Volumen considerado «estómago lleno» > 1,5 ml/kg).
Medir área transversa del antro (ATA) y usar la fórmula de cálculo de volumen gástrico (VG):

BAJO RIESGO DE ASPIRACIÓN

$$VG\ (mL) = [(ATA\ (cm^2 \times 14{,}6) + 27] - [Edad\ (años) \times 1{,}28]$$

Líquidos claros o Antro grado 2.
Líquido visible en decúbito supino y lateral derecho, sugestivo de alto volumen gástrico. Aquí se puede usar el método cuantitativo para valorar el volumen gástrico.

RIESGO ALTO DE ASPIRACIÓN

Líquidos espesos/sólidos o Antro grado 2.
Líquidos espesos o sólidos: antro distendido con contenido hiperecoico y/o heterogéneo.
.

RIESGO ALTO DE ASPIRACIÓN

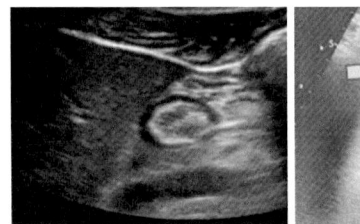 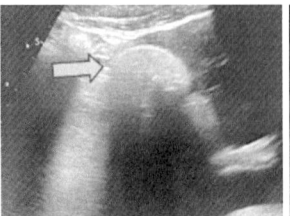 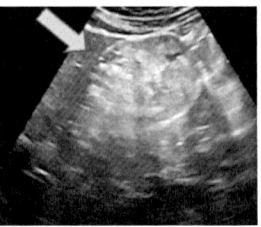

Imagen 6. Hallazgos PoCUS gástrico.

5. Traqueostomía por dilatación percutánea7

TRAQUEOSTOMÍA POR DILATACIÓN PERCUTÁNEA:
- Posición: decúbito supino y cuello en hiperextensión.
- Sonda: Lineal. Corte transversal a nivel de cartílago Cricoides y primeros anillos traqueales.

SISTEMÁTICA DE EXPLORACIÓN
1. Localización cartílago cricoides.
2. Localización primer anillo traqueal.
3. Localización espacio entre 1-2 anillo traqueales.
4. Poner Doppler para localizar los vasos.
5. Punción ecoguiada fuera de plano.
6. Corte longitudinal que evalúa como pasa la guía en plano.

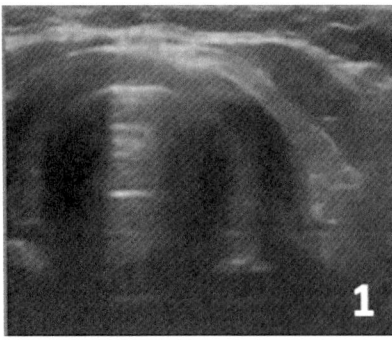 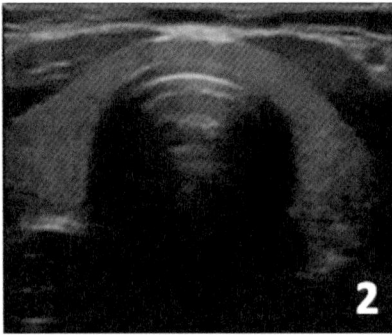

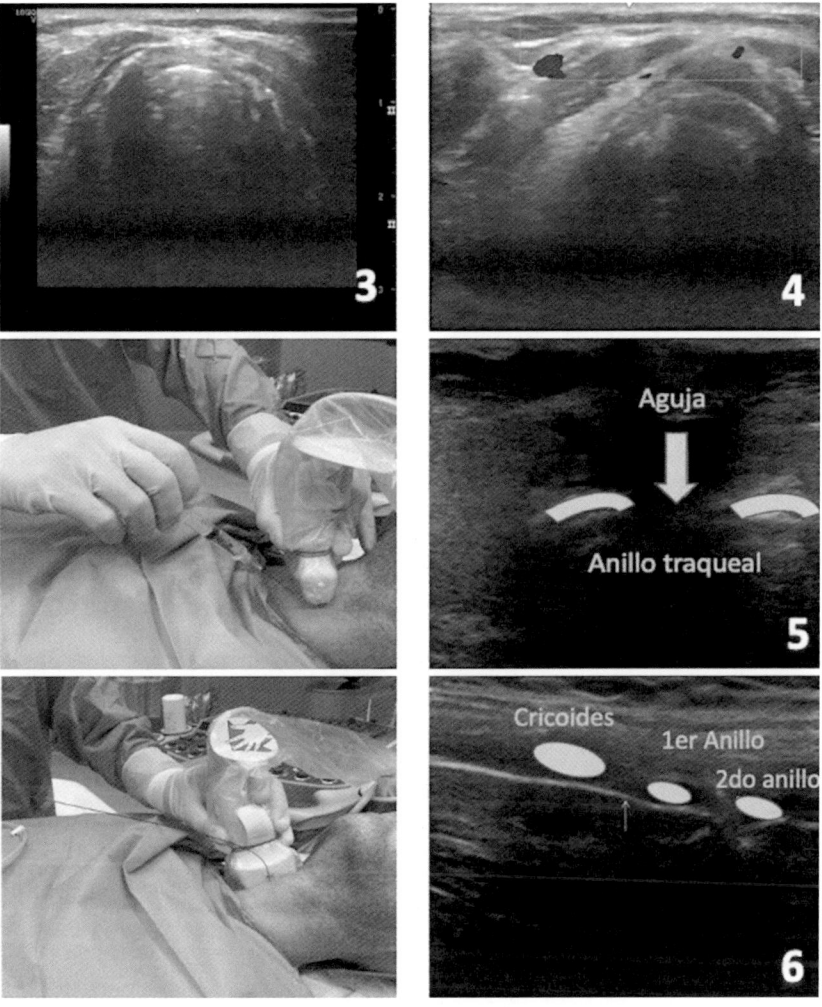

Imagen 7. Traqueostomía por dilatación percutánea.

La ecografía permite en tiempo real:

a. Localización de la tráquea incluso en casos difíciles.
b. Visualización de la pared traqueal anterior, el tejido pretraqueal (vasos sanguíneos).
c. Selección del espacio intercartilaginoso óptimo para la colocación del tubo de traqueotomía.

d. Y finalmente permite medir la distancia de la piel a la luz traqueal, para determinar la longitud de la cánula de punción, evitando así perforar la pared posterior.

6. Predicción extubación[8]

PREDICCIÓN EXTUBACIÓN:
- Posición: decúbito supino y cuello en hiperextensión.
- Sonda: Lineal. Corte transversal subglótico a nivel de la membrana cricotiroidea.

SISTEMÁTICA DE EXPLORACIÓN
Se debe comparar la columna de aire medida justo tras la intubación (A) y previa a la extubación (B) en un corte transversal subglótico a nivel de la membrana cricotiroidea y con el manguito desinflado.
- Si B/A es < 0,8 indica que la columna de aire había variado más de un 20% y es posible la aparición de estridor.
- Si B/A > 0,8 es probable que no haya estridor y la extubación sea exitosa.

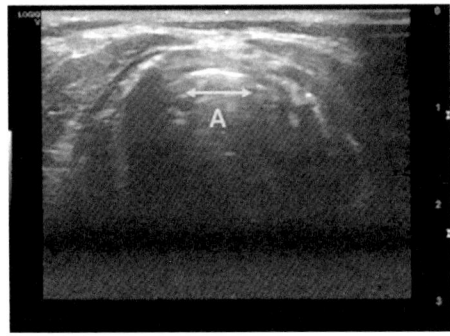

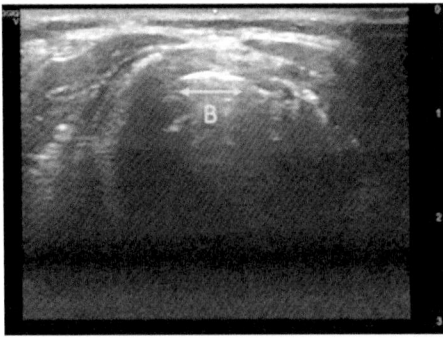

Imagen 8. Predicción de extubación.

Conclusiones

1. En una ecografía rutinaria de cuello, se pueden encontrar hallazgos casuales que afecten al manejo de la vía aérea.
2. La ultrasonografía permite identificar la membrana cricotiroidea antes del manejo de una vía aérea difícil y, por tanto, estar así preparados ante una posible cricotiroidotomía de emergencia.
3. La ecografía se puede aplicar para identificar y bloquear el nervio laríngeo superior, como parte de la preparación para intubación en pacientes despiertos.
4. La ecografía gástrica se postula como la primera técnica de imagen no invasiva, dada su versatilidad, precisión y reproducibilidad que se ha validado para proporcionar información sobre la naturaleza y el volumen del contenido gástrico a pie de cama.
5. La ecografía en tiempo real mejora significativamente la tasa de éxito y precisión de la punción inicial y conlleva un menor tiempo para la realización de la traqueostomía percutánea. Presenta una menor tasa de complicaciones (episodios de sangrado o hipoxia) con respecto a la técnica con referencias anatómicas o fibrobroncoscopio. Por tanto, se debería estandarizar el uso de la ecografía en tiempo real para la realización esta.
6. La ultrasonografía también ha sido evaluada para la predicción de la extubación exitosa con buenos resultados.

Bibliografía:

1 Lixin, J.; Bing, H.; Zhigang, W.; Binghui, Z. Sonographic diagnosis features of Zenker diverticulum. *Eur J Radiol* 2010; 80: e13-e19.
2 Fernández-vaquero, M. Á.; Carrillo-esper, R. Ecografía de vía aérea: en busca de la membrana cricotiroidea. *Rev Mex Anestesiol* 2021; 44: 116-122.
3 Nicholls, S. E.; Sweeney, T. W.; Ferre, R. M.; Strout, T. D. Bedside sonography by emergency physicians for the rapid identification of landmarks relevant to cricothyrotomy. *Am J Emerg Med* 2008; 26: 852-856.

4   Law, J. A.; Duggan, L. V.; Asselin, M.; Baker, P.; Crosby, E.; Downey, A. *et al.* Canadian Airway Focus Group updated consensus-based recommendations for management of the difficult airway: part 1. Difficult airway management encountered in an unconscious patient. *Can J Anesth* 2021; 68: 1373-1404.

5   Manikandan, S.; Neema, P. K.; Rathod, R. C. Ultrasound-guided bilateral superior laryngeal nerve block to aid awake endotracheal intubation in a patient with cervical spine disease for emergency surgery. *Anaesth Intensive Care* 2010; 38: 946-8.

6   El-Boghdadly, K.; Wojcikiewicz, T.; Perlas, A. Perioperative point-of-care gastric ultrasound. BJA Educ. 2019; 19. doi:10.1016/j.bjae.2019.03.003.

7   Chacko, J.; Gagan, B.; Kumar, U.; Mundlapudi, B. Real-time ultrasound guided percutaneous dilatational tracheostomy with and without bronchoscopic control: An observational study. *Minerva Anestesiol* 2015; 81: 166-174.

8   Venkategowda, P. M.; Mahendrakar, K.; Manimala Rao, S.; Mutkule, D. P.; Shirodkar, C. G.; Yogesh, H. Laryngeal air column width ratio in predicting post extubation stridor. *Indian J Crit Care Med* 2015; 19: 170-3.

B

APARATO RESPIRATORIO

Capítulo 4.

Imágenes pulmonares normales-neumotórax

Dr. Manuel Muñoz
Servicio Anestesiología y
Reanimación Hospital Universitario La Princesa

1. Introducción

El neumotórax es una de las causas más frecuentes de insuficiencia respiratoria y es responsable hasta de un 20 % de los ingresos, en los servicios de cirugía Torácica.

Entre los factores de riesgo se han identificado:
- tabaco (riesgo incrementado de neumotórax multiplicado por 20)
- enfermedad pulmonar obstructiva crónica
- fibrosis quística
- patologías pulmonares intersticiales

En su evolución:

Se estima que el número de recidivas del neumotórax primario está en torno a un 30 %, mientras que en el caso del neumotórax secundario aumenta hasta un 40 %.

Son factores relacionados con la recidiva de neumotórax:
- la fibrosis pulmonar

- el índice de masa corporal elevado
- la edad superior a 60 años
- el consumo de tabaco

La clínica característica:
- dolor pleurítico ipsilateral
- tos irritativa
- disnea

En la exploración física:
- taquicardia
- disminución de movilidad del hemitórax afectado
- la disminución del murmullo vesicular en la auscultación
- la disminución de la resonancia a la percusión

El diagnóstico mediante ecografía tiene una especificidad muy similar a la radiología torácica, pero cuenta con las ventajas de una mayor sensibilidad y la posibilidad de realizarse a pie de cama.

La mayor parte de metaanálisis y estudios realizados hasta la fecha otorgan a la ecografía una sensibilidad en torno al 85 % y especificidad del 99 % para el diagnóstico del neumotórax.

2. Ecografía pulmonar normal

para establecer un correcto diagnóstico de neumotórax es fundamental el conocimiento de la estructura ecográfica del pulmón normal.

El pulmón normal se basa en la identificación de la línea pleural y el movimiento de esta, coincidente con el ciclo respiratorio. A este movimiento se le denomina *sliding* o deslizamiento. Este deslizamiento pulmonar puede representarse mediante el *modo M*, en lo que se denomina «signo de la bahía», consistente en la aparición de dos zonas claramente diferenciadas en la imagen:

1. Una zona superior, inmóvil, representada por líneas continuas.

2. Una zona inferior, móvil, en la que la imagen adquiere un aspecto «granular».

El deslizamiento pulmonar en el modo B, o el signo de la bahía en el *modo M*, excluyen el diagnóstico de neumotórax.

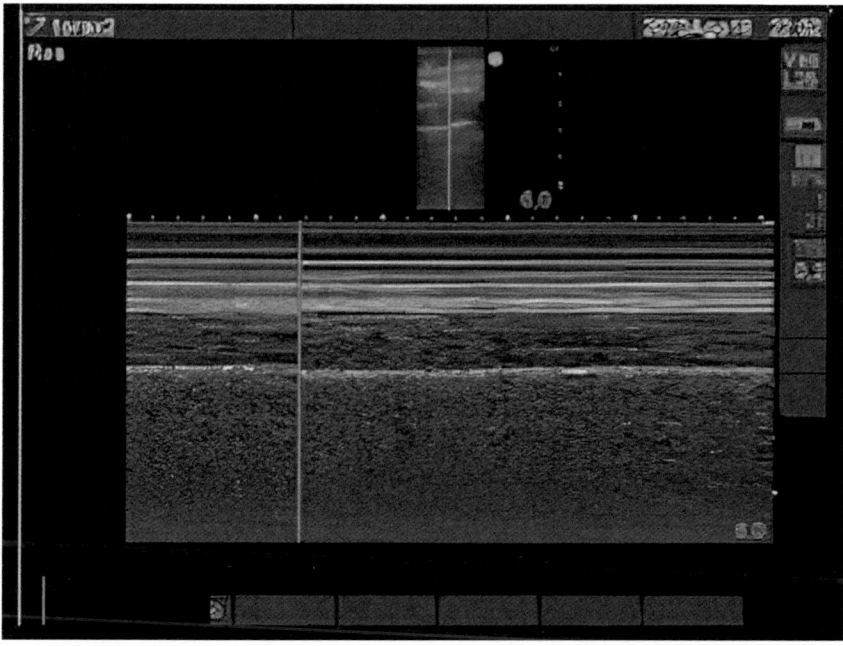

Figura 1. Signo de la Bahía. Indica pulmón normal y excluye el diagnóstico de neumotórax una zona superior inmóvil (piel, tej. Celular subcutáneo y músculo) representada por líneas (no hay cambios a lo largo del tiempo). Una zona inferior móvil (pulmón normal) de aspecto granulado (cambios a lo largo del tiempo)

Además de la presencia del deslizamiento pulmonar es posible en ocasiones encontrar otro tipo de artefacto, «las líneas B».

Las líneas B son líneas que nacen en la pleura y se dirigen verticalmente hacia el fondo de la pantalla.

En su sonopatogenia pueden distinguirse dos tipos de líneas B:
1. Aquellas que se atenúan a medida que ganan profundidad en la pantalla, relacionadas con los fenómenos de fibrosis de los septos interlobulillares.

2. Aquellas en las que este fenómeno de atenuación no existe, relacionadas con el acúmulo de fluido en estos mismos septos.

Aunque su presencia es máxima en los casos de Fibrosis pulmonar o en los casos de Edema pulmonar, es posible observar pequeñas líneas B, prácticamente en todos los pacientes. Estas líneas pueden verse mediante sondas de alta resolución (10-14 MHz) y desactivando la función «multihaz» presente en la mayor parte de equipos modernos. El objetivo del sistema multihaz es el de disminuir artefactos enviando dos haces de ultrasonido adicionales al de exploración (generalmente a +15 y -15º con respecto al original), para después por postproceso eliminar los artefactos. Mediante su desactivación los artefactos se hacen más evidentes y por tanto la 'líneas B' se hacen más visibles. La importancia de estas «líneas B», es capital, puesto que al ser líneas que se originan en la pleura, descartan la presencia de neumotórax en la zona en la que se encuentran.

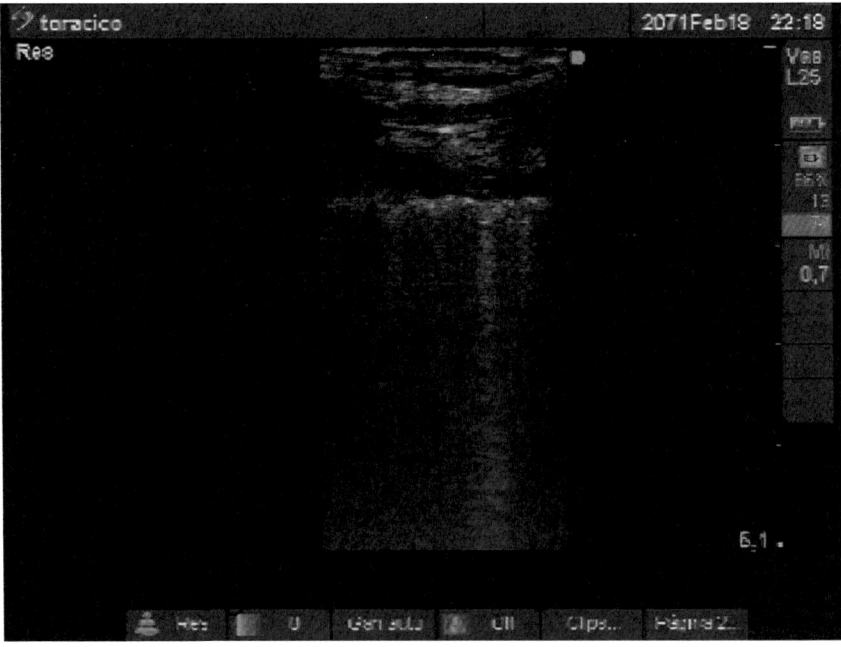

Figura 2- Líneas B. Artefacto vertical que nace de la pleura y se mueve sincrónico con la respiración. Descarta el diagnóstico de neumotórax.

3. Ecografía en el neumotórax

En el Neumotórax pueden encontrarse los siguientes hallazgos:
* signo de la estratosfera
* ausencia de deslizamiento pleural. No es exclusiva del neumotórax. También es posible ver esta ausencia de deslizamiento, en enfermos con Pleuritis, enfermos con ventilación mecánica y PEEP elevada, o en situaciones de apnea e intubación selectiva del pulmón contralateral
* ausencia de pulso pulmonar
* ausencia de líneas B
* presencia del denominado «punto pulmón»

Fisiopatológicamente, el neumotórax es la separación de la pleura visceral de la parietal, interponiéndose entre ambas una cámara de aire. Todos los signos ecográficos se derivan de esta fisiopatología. Al estar separadas la pleura visceral y parietal, y existir una cámara de aire entre ellas, el ultrasonido se refleja completamente, en la cámara de aire y desaparece el deslizamiento pleural. Este hecho se manifiesta en el *modo M* como una ausencia completa de movimiento, que es el denominado «signo de la estratosfera», en el que la superficie «granulada» típica del pulmón normal, es sustituida por una imagen de líneas continuas. La ausencia de deslizamiento pulmonar o la presencia del «signo de la estratosfera», son típicos, aunque no patognomónicos del neumotórax.

En condiciones normales, el latido cardiaco puede transmitirse a la superficie de la pleura, a través del pulmón y puede verse como pequeñas oscilaciones de la línea pleural, en el *modo M*, o incluso ser visible a simple vista en el «modo B», como pulsaciones del pulmón.

En el neumotórax, al existir una cámara de aire entre ambas pleuras, esta pulsación no puede transmitirse y desaparece de la imagen.

El «punto pulmonar» es el punto en el que la pleura visceral y parietal se separan, dejando entre si la cámara de aire del neumotórax, inicialmente se le atribuyó una especificidad del 100 % para su diagnóstico.

En el *modo M* puede observarse una zona de transición entre el pulmón normal (patrón con signo de la bahía), y el patrón del neumotórax (patrón de la estratosfera).

Esta alternancia en el «modo B», entre zonas con deslizamiento pulmonar y ausencia de este, se puede encontrar también en la zona de transición entre pleura y tejido mediastínico (en este caso, si es posible encontrar latido pulmonar y hay ausencia del signo de la estratosfera) y un «pseudopunto pulmón», en el caso de las contusiones pulmonares, en las que de nuevo y como apoyo al diagnóstico diferencial no aparece el signo de la estratosfera.

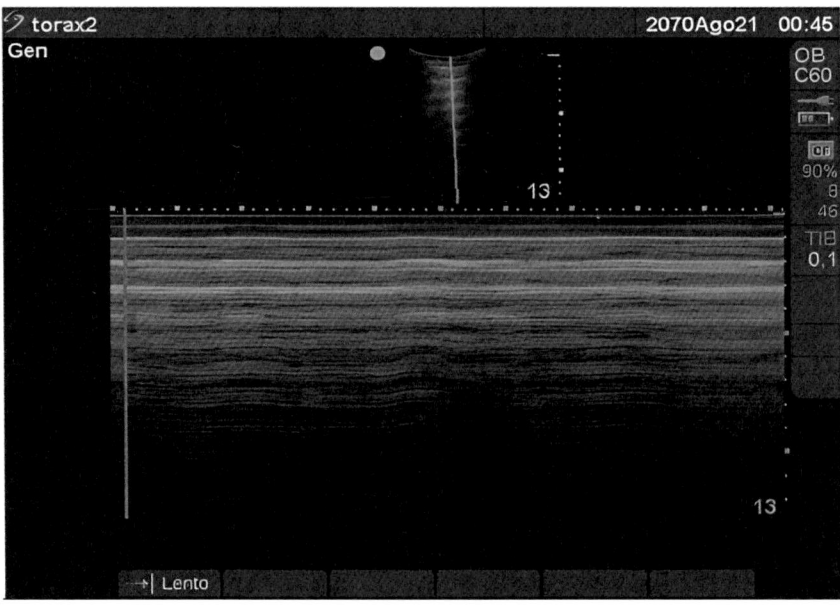

Figura 3. ¿Signo de la estratosfera? No, es un paciente en apnea, puede establecerse el diagnóstico diferencial por la aparición de pequeñas ondulaciones en las líneas correspondientes al pulso del pulmón. En el verdadero signo de la estratosfera (ver siguiente imagen) estas pulsaciones no existen.

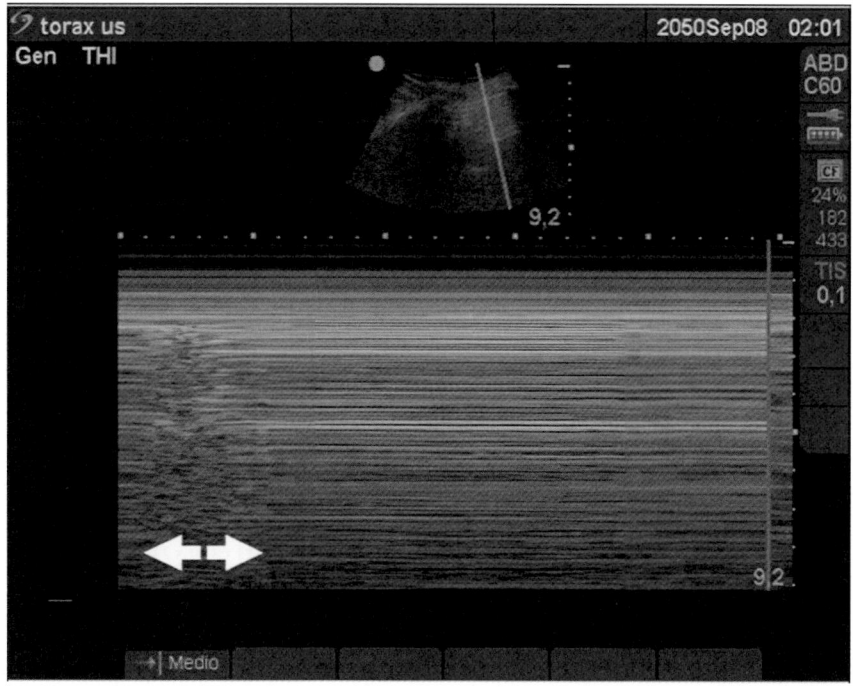

Figura 4. Punto pulmón. Zona de transición entre signo de la estratosfera (derecha) y signo de la bahía (izquierda).

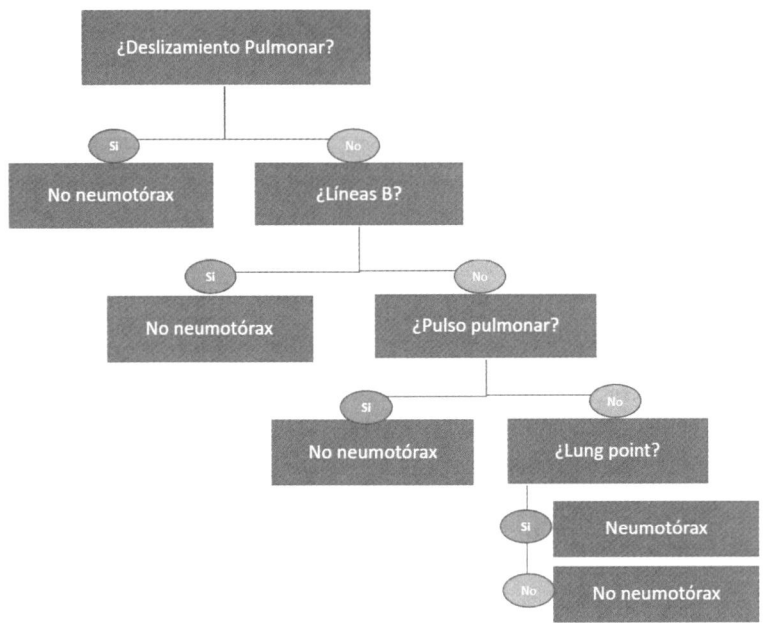

Algoritmo neumotórax

4. Bibliografía

1. Alrajab, S.; Youssef, A. M.; Akkus, N. I., & Caldito, G. (2013). Pleural ultrasonography versus chest radiography for the diagnosis of pneumothorax: Review of the literature and meta-analysis. Critical Care, 17 (5). https://doi.org/10.1186/cc13016

2. Ding, W.; Shen, Y.; Yang, J.; He, X., & Zhang, M. (2011). Diagnosis of pneumothorax by radiography and ultrasonography: A meta-analysis. Chest, 140 (4), 859-866. https://doi.org/10.1378/chest.10-2946

3. Ebrahimi, A.; Yousefifard, M.; Kazemi, H. M.; Rasouli, H. R.; Asady, H.; Jafari, A. M., & Hosseini, M. (2014). Diagnostic accuracy of chest ultrasonography versus chest radiography for identification of pneumothorax: A systematic review and meta-analysis. Tanaffos, 13 (4), 29-40. /pmc/articles/PMC4386013/

4. Gillman, L. M.; Alkadi, A., & Kirkpatrick, A. W. (2009). The "pseudo-lung point" sign: All focal respiratory coupled alternating pleural patterns are not diagnostic of a pneumothorax. Journal of Trauma - Injury, Infection and Critical Care, 67 (3), 672-673. https://doi.org/10.1097/TA.0b013e3181ae6f40

5. Lichtenstein, D.; Mezière, G.; Biderman, P., & Gepner, A. (2000). The "lung point": An ultrasound sign specific to pneumothorax. Intensive Care Medicine, 26 (10), 1434-1440. https://doi.org/10.1007/s001340000627

6. MacDuff, A.; Arnold, A., & Harvey, J. (2010). Management of spontaneous pneumothorax: British Thoracic Society pleural disease guideline 2010. Thorax, 65 (SUPPL. 2), ii18-ii31. https://doi.org/10.1136/thx.2010.136986

7. Volpicelli, G.; Boero, E.; Stefanone, V.; & Storti, E. (2013). Unusual new signs of pneumothorax at lung ultrasound. Critical Ultrasound Journal, 5(1), 10. https://doi.org/10.1186/2036-7902-5-10

Capitulo 5.

Tromboembolismo pulmonar (TEP)

Esteban Osorio Salazar
José Mª Sistac Ballarín
Clínica perpetuo socorro Lleida
Hospital Universitario Arnau de Vilanova e Lleida

1. Equipo

Se recomienda como primera opción la sonda microconvexa (3,5-5 MHz) para la exploración transtorácica, dada la adecuada penetración y profundidad para ver tanto en plano apical como subcostal las 4 cámaras cardíacas (Figura 1). Si no disponemos de esta sonda, en segunda opción se puede realizar con la sonda convexa (1-5 MHz).

Esta nos puede ayudar para el plano subxifoideo con el objetivo de identificar patrones propios del Tromboembolismo pulmonar (Figura 2), aunque también se puede utilizar en los otros planos ecocardiográficos.

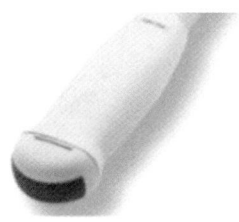

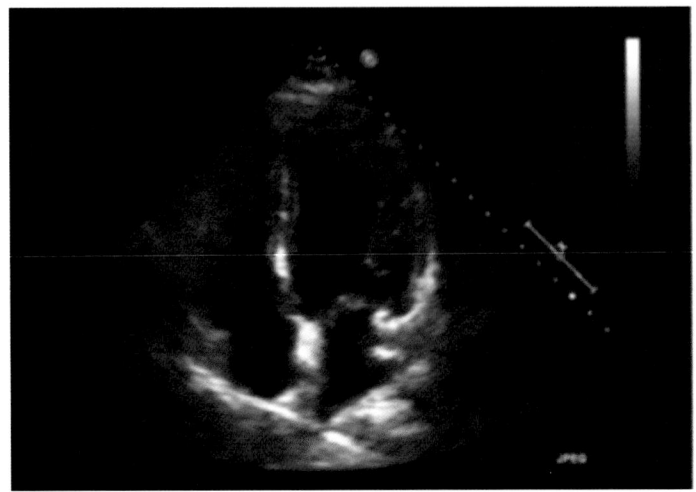

Figura 1. Sonda sectiorial. Plano apical 4 cámaras.

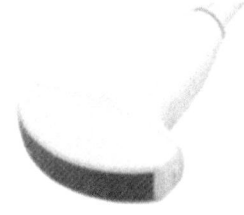

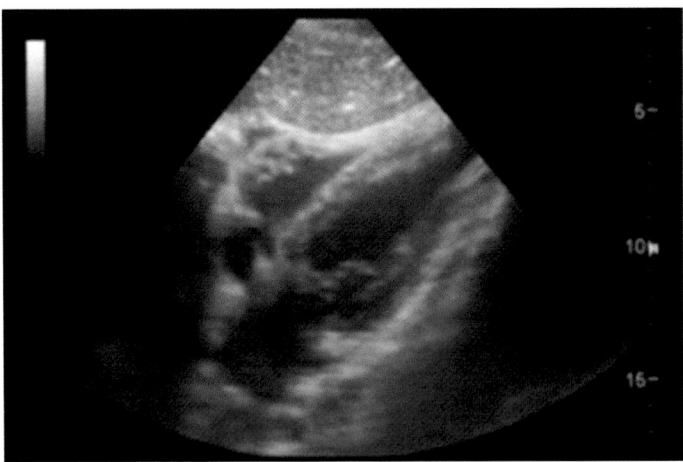

Figura 2. Sonda convexa. Plano apical subxifoideo.

2. Colocación del paciente

Frente a esta entidad debemos minimizar el tiempo en la colocación del paciente con lo cual, nos basaremos en la identificación de signos indicativos de TEP en dos posiciones: plano subxifoideo en decúbito supino y los planos paraesternal eje largo y corto y plano apical cuatro cámaras con una inclinación del paciente en decúbito lateral izquierdo.

3. Sistemática de exploración

*Plano Paraesternal Eje Largo: dirigimos el transductor en el tercer y cuarto espacio intercostal con línea paraesternal izquierda con el indicador dirigido hacia el hombro derecho del paciente. Así podemos ver de manera longitudinal de la base al ápex, las estructuras cardíacas (Figura 3). Para lo que concierne a nuestra patología, este plano nos ayuda a determinar la dilatación aguda del VD; además si coexiste o no una disfunción ventricular izquierda secundario a la hipertensión pulmonar aguda.

También nos permite estudiar la válvula mitral, aórtica y el tracto de salida del ventrículo izquierdo.

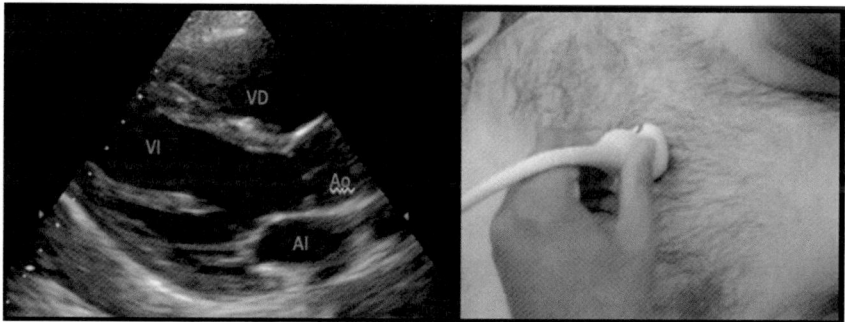

Figura 3. Plano Paraesternal eje largo y su colocación del transductor.

*Plano Paraesternal Eje Corto: con el transductor en el mismo sitio del anterior plano hacemos un giro de 90º en sentido horario, de manera que observamos un corte transversal del corazón con los dos ventrículos. Si hacemos un barrido desde el segundo o tercer espacio intercostal con línea paraesternal hacia el ápex cardíaco, lo que obtenemos son imágenes dinámicas de ambos ventrículos desde la base hasta el ápex, con lo cual podemos observar los diferentes diámetros de ambos, pasando por la válvula mitral. Este plano nos ayuda rápidamente para ver si hay aplanamiento del septo interventricular durante el TEP. En modo M podemos medir ambos diámetros y estimar si hay una ratio normal entre ambos compartimentos (Figura 4).

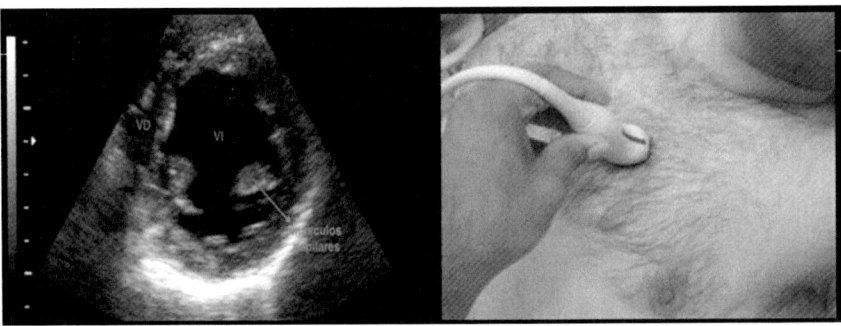

Figura 4. Plano Paraesternal eje corto y su colocación del transductor.

*Plano Subxifoideo: nos permite rápidamente valorar el ventrículo derecho, la vena cava inferior (VCI), la existencia de derrame pericárdico o pleural, el tabique interauricular y ventricular. Se coloca al transductor sobre la región subcostal o subxifoidea en sentido horizontal, con el indicador hacia la mamila izquierda (Figura 5).

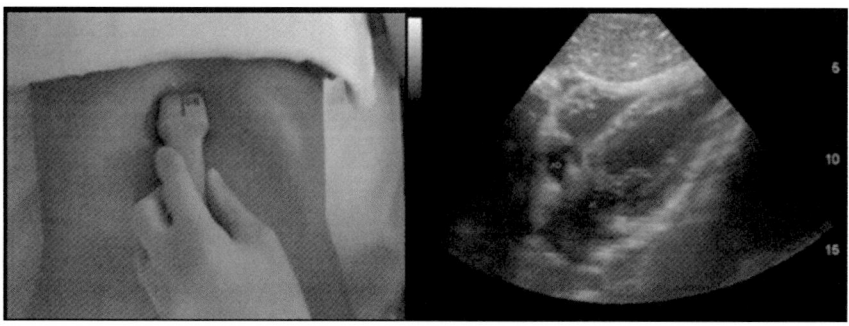

Figura 5. Transductor en plano subxifoideo con su correspondiente imagen ecográfica.

*Plano Apical longitudinal cuatro cámaras: este plano se obtiene idealmente en decúbito lateral izquierdo, pero en nuestro caso podemos realizarlo con una leve inclinación izquierda, colocando el transductor sobre el espacio intercostal anterolateral izquierdo, localizando el ápex cardíaco y con el indicador apuntando hacia el hombro ipsilateral. Con esto logramos visualizar las cuatro cavidades cardíacas con sus septos y la función valvular. Además, podemos estimar visualmente la adecuada cinesia del ápex cardíaco (Figura 6).

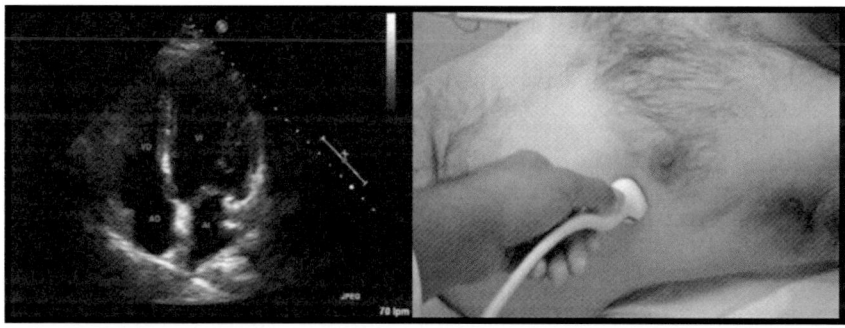

Figura 6. Transductor en plano apical cuatro cámaras con su correspondiente imagen ecográfica.

4. Hallazgos ecográficos del tromboembolismo pulmonar

Podemos decir que el papel de la ecocardiografía bajo la sospecha de fallo ventricular derecho de forma aguda es evaluar rápidamente la morfología y función del ventrículo derecho (VD), descartar otras patologías que simulen la misma situación como un shock cardiogénico secundario a infarto del VD, taponamiento cardíaco o un fallo valvular. Los hallazgos y signos más característicos del TEP que podemos identificar rápidamente son:

Hallazgos signos

Dilatación e hipoquinesia del VD Ratio VD/VI > 0.6 (Figura 7).

Desplazamiento del septo interventricular hacia la izquierda. Aplanamiento del septo.

Alteración regional de la motilidad parietal de la pared libre del VD. «Signo de McConnell». Tiene una especificidad y valor predictivo negativo > 96 % (Figura 8).

Disminución de la excursión de la válvula tricúspide durante la sístole (TAPSE) < 16 mm (Figura 9).

Esto se obtiene colocando el ecógrafo en modo M y midiendo de manera perpendicular a la altura desde la base del ventrículo en diástole hasta el punto máximo de la sístole.

Dilatación de la aurícula derecha e insuficiencia tricúspidea velocidad máxima entre 3 y 3.5 m/seg.; evidenciado en modo Doppler Color (sensibilidad 93 % y especificidad 81 %).

Disfunción diastólica VI (casos severos) Forma de «D».

Eco Doppler muestra aumento de la onda A y disminución de la relación E/A.

Dilatación de la vena cava inferior. Dilatación sin colapso inspiratorio (índice de colapsabilidad >1,5 -1,7).

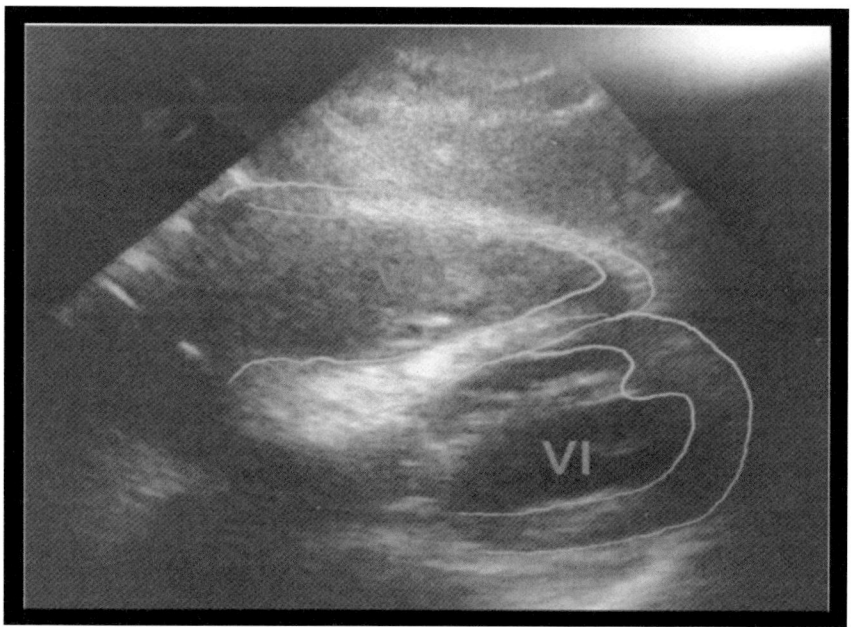

Figura 7. Dilatación marcada del VD respecto al VI.

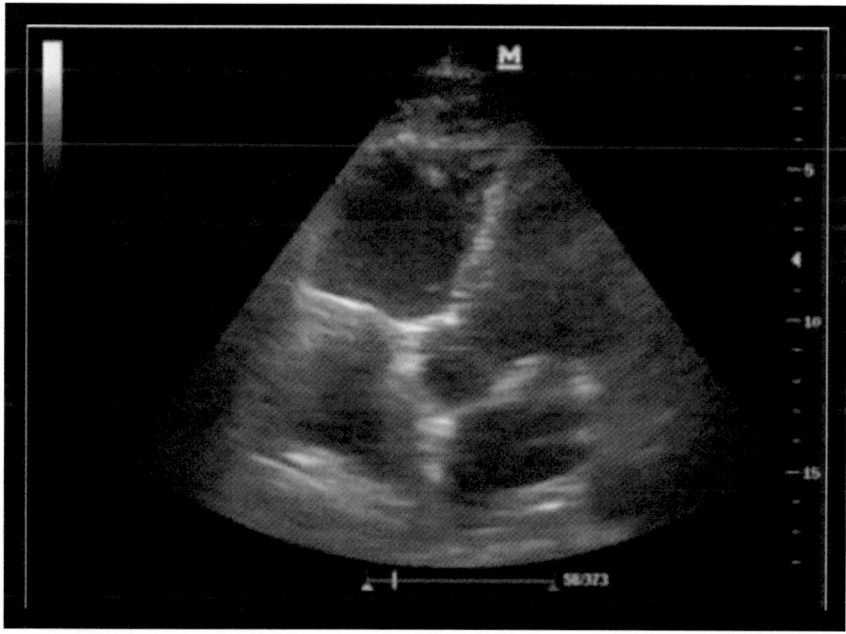

Figura 8. Signo de «Mc Connell». Hipocinesia de la pared libre del VD.

73

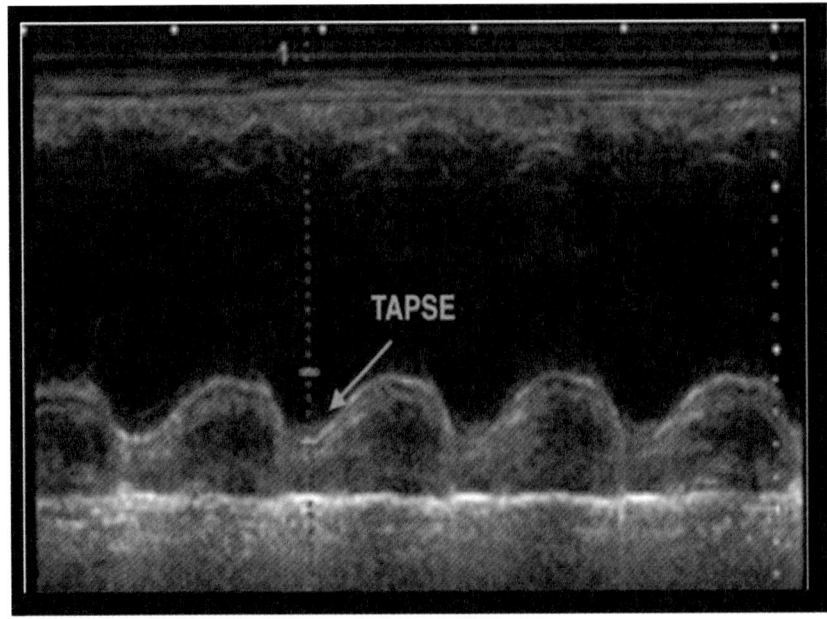

Figura 9. Medición del TAPSE en modo M.

5. Algoritmo diagnóstico

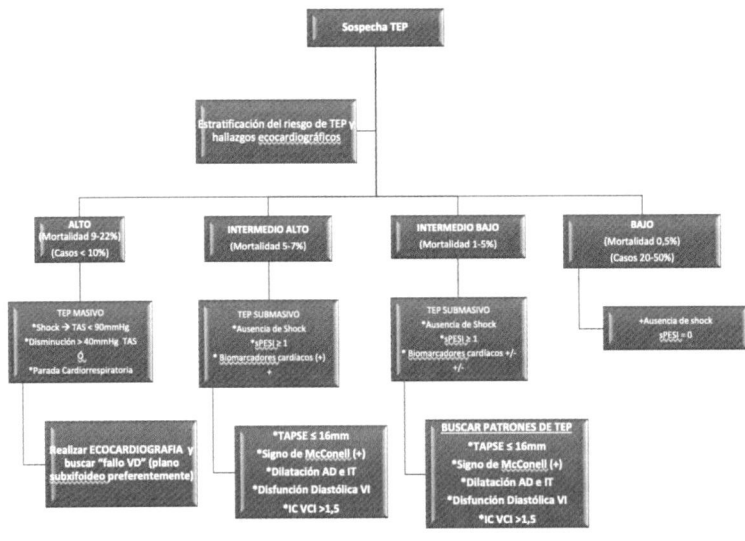

Algoritmo sospecha de TEP

TAS (Tensión Arterial Sistólica), VD (ventrículo derecho), sPESI (Pulmonary Embolism Severity Index), AI (aurícula derecha), IT (insuficiencia tricuspídea), VI (ventrículo izquierdo), IC VCI (índice colapsabilidad de Vena Cava Inferior)

Algoritmo sospecha de TEP. TAS (Tensión Arterial Sistólica), VD (ventrículo derecho), sPESI (Pulmonary Embolism Severity Index), AI (aurícula derecha), IT (insuficiencia tricúspidea), VI (ventrículo izquierdo), IC VCI (índice de colapsabilidad de vena cava inferior).

6. Algoritmo de resolución

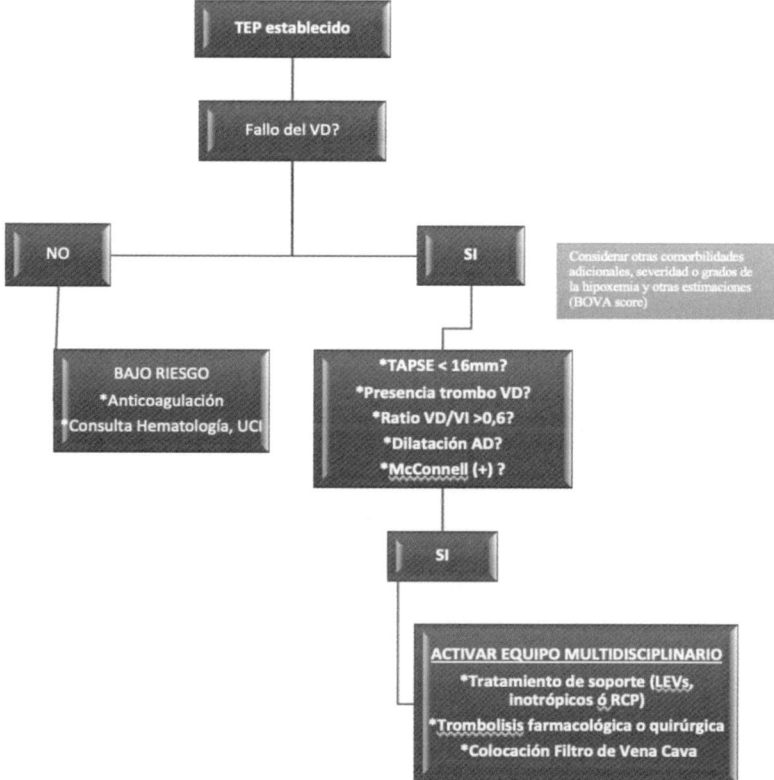

Algoritmo de resolución del TEP. VD (ventrículo derecho), UCI (unidad de cuidados intensivos), AD (aurícula derecha), LEVs (líquidos endovenosos), RCP (reanimación cardiopulmonar.

7.Puntos clave

*La ecocardiografía es una técnica no invasiva y es una herramienta rápida y confiable, dependiendo de la habilidad del operador.

*Este método permite identificar los efectos fisiopatológicos del TEP sobre el ventrículo derecho y evalúa su severidad, permitiendo hacer diagnósticos diferenciales con otras patologías. Sin embargo, su valor pronóstico en el manejo del TEP agudo sigue siendo cierto.

*Para pacientes con TEP masivo (alto riesgo) la ecocardiografía es ampliamente confiable para detectar y confirmar la causa de la inestabilidad hemodinámica, pero para pacientes de intermedio-bajo y bajo riesgo (20-50 %), su uso no es superior al factor pronóstico frente a los biomarcadores cardíacos. Es por esto por lo que se sugiere el algoritmo de resolución basados en casos de alto riesgo.

8.Bibliografía

1. Dabbouseh, N. M.; Patel, J. J.; Bergl, P. A. Role of echocardiography in managing acute pulmonary embolism. Heart 2019; 105: 1785-1792.

2. Stavros, V.; Konstantinides; Guy Meyer; Cecilia Becattini; Héctor Bueno; Geert-Jan Geersing, Veli-Pekka Harjola, Menno V Huisman, Marc Humbert, Catriona Sian Jennings, David Jiménez, Nils Kucher, Irene Marthe Lang, Mareike Lankeit, Roberto Lorusso, Lucia Mazzolai, Nicolas Meneveau, Fionnuala Ní Áinle, Paolo Prandoni, Piotror Pruszczyk, Marc Righini, Adam Torbicki, Eric Van Belle, José Luis Zamorano, ESC Scientific Document Group, 2019 ESC Guidelines for the diagnosis and managementof acute pulmonary embolism developed in collaboration with the EuropeanRespiratory Society (ERS): The Task Force for the diagnosis and management ofacute pulmonary embolism of the European Society of Cardiology (ESC). EuropeanHeart Journal, Volume 41, Issue 4, 21; 2020, PP543-603.

3. Roberto M. Lang, MD, FASE, FESC, Luigi P. Badano, MD, PhD, FESC, Victor Mor-Avi, PhD, FASE, Jonathan Afilalo, MD, MSc, Anderson Armstrong, MD,

MSc, Laura Ernande, MD, PhD, Frank A. Flachskampf, MD, FESC, Elyse Foster, MD, FASE, Steven A. Goldstein, MD, Tatiana Kuznetsova, MD, PhD, Patrizio Lancellotti, MD, PhD, FESC, Denisa Muraru, MD, PhD, Michael H. Picard, MD, FASE, Ernst R. Rietzschel, MD, PhD, Lawrence Rudski, MD, FASE, Kirk T. Spencer, MD, FASE, Wendy Tsang, MD, and Jens-Uwe Voigt, MD, PhD, FESC. Recommendations for Cardiac Chamber Quantification by Echocardiography in Adults: An Update from the American Society ofEchocardiography and the European Association of Cardiovascular Imaging. 2015.https://www.asecho.org

4. Pruszczyk, P.; Goliszek, S.; Lichodziejewska, B. *et al.* Prognostic value of echocardiography in normotensive patients with acute pulmonary embolism. JACC Cardiovasc Imaging 2014; 7: 553-560.

5. Restrepo, Jorge & Jiménez, Theider (2015). Examen FAST y FAST extendido. *Revista Colombiana de Anestesiología.* 137. 10.1016/j.rca.2015.03.010.

6. Rodrigo Rivas. ECOCARDIOGRAFÍA PERIOPERATORIA. *Revista Médica Clínica Las Condes* 2017: 28, (5) 727-737.

Capítulo 6.

Derrame pleural (DP)
Ecografía pleural (EP)

Vicente Torres Pedrós
Xabier Reparaz Vives
Pilar Terrasa Sagristá
Hospital Universitario Son Espases (Palma de Mallorca)

1. Equipo

Sondas: Se recomienda la sonda microconvex multifrecuencia, también puede utilizarse la abdominal y la lincal.

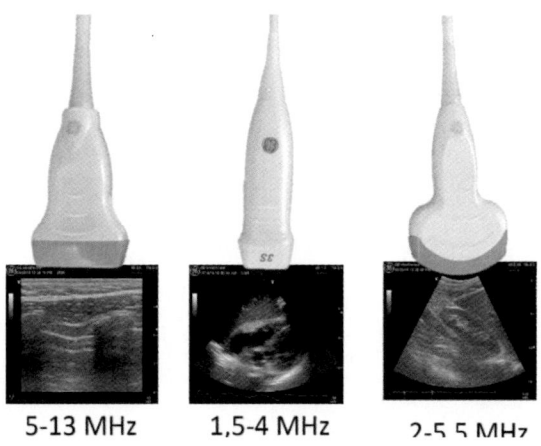

| 5-13 MHz | 1,5-4 MHz | 2-5.5 MHz |

Imagen 1: Sondas

a. **Microconvex 3,5-5 MHz:** 1ª opción para explorar derrame pleural. Penetración suficiente para visualizar las estructuras intratorácicas. Huella pequeña que facilita la visualización entre costillas. Puede usarse para pleura y pulmón. Su dimensión permite al operador explorar el punto PLAPS.

b. **Abdominal convexa 3,5-5 MHz.** ideal para la caracterización pleural-alveolar, la evaluación del derrame pleural y la evaluación de artefactos; sin embargo, generalmente es voluminoso y puede ser difícil explorar el punto PLAPS con su uso.

c. **Lineal alta frecuencia 7,5-10 MHz:** sonda vascular con resolución alta, pero penetración limitada. Útil para visualización detallada de la morfología y superficie pleural. Ideal para la evaluación de la línea pleural y del espacio subpleural (permite identificar el flujo sanguíneo) para reducir el riesgo de lesión vascular durante la toracocentesis.

2. Posición y preparación del paciente

* Posición supina o semisupina con el brazo ipsilateral en abducción. La posición vertical sentada es preferente (líquido pleural de flujo libre se mueve a la posición más dependiente) siempre que sea posible.

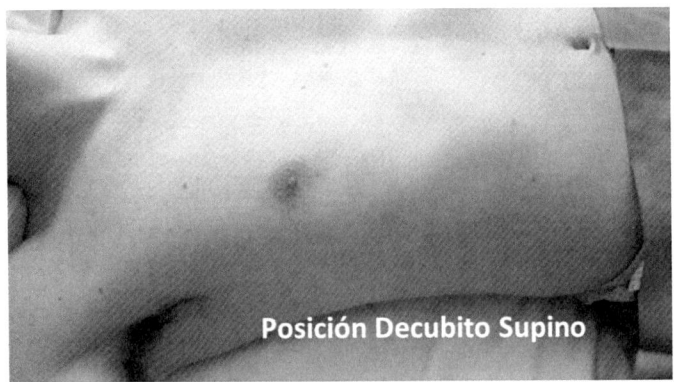

Imagen 2. Posición decúbito supino.

- Áreas de exploración: Se sugiere la división en cuatro zonas para cada hemitórax (Zonas de
- Volpicelli). La línea axilar anterior divide el área a explorar en anterior y lateral.
- En el protocolo BLUE se explora el DP en el punto PLAPS (postero-basal) al ser la región donde asientan la mayoría de las patologías con contenido líquido.

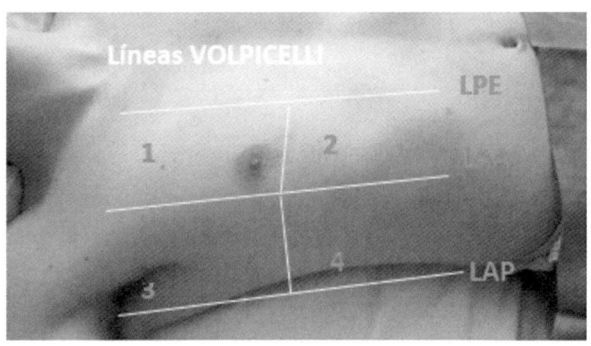

Imagen 3. Líneas Volpicelli.

LPE- Línea Paraesternal
LAA- Línea Axilar Anterior
LAP- Línea Axilar Posterior

3. Protocolo de exploración

El transductor se coloca perpendicular al eje largo de las costillas para obtener una imagen entre dos costillas *sobre la pared torácica lateral y posterior* o de dos costillas cortadas de manera transversal, según la sonda *utilizada* (línea axilar media/posterior).

El derrame grande puede identificarse en la línea axilar media. El derrame pequeño se puede

visualizar desplazando la sonda a una posición más posterior de modo que se presione en el colchón y se coloque en ángulo hacia arriba.

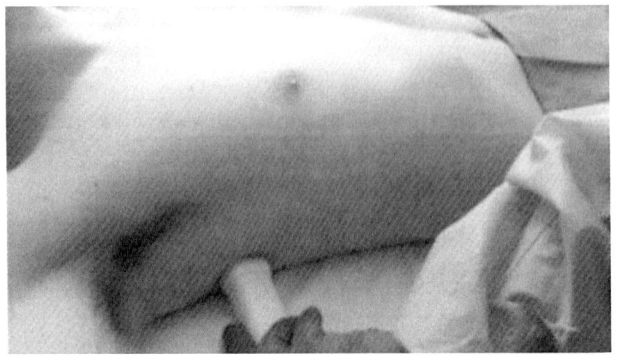

Imagen 4. Posición postero-lateral con presión de la sonda sobre cama.

Con la sonda abdominal convexa, deben escanearse ambos cuadrantes laterales superiores abdominales (izquierdo y derecho) en la línea axilar media o posterior para ver la interfaz entre el diafragma y el pulmón, justo encima del hígado y del bazo.

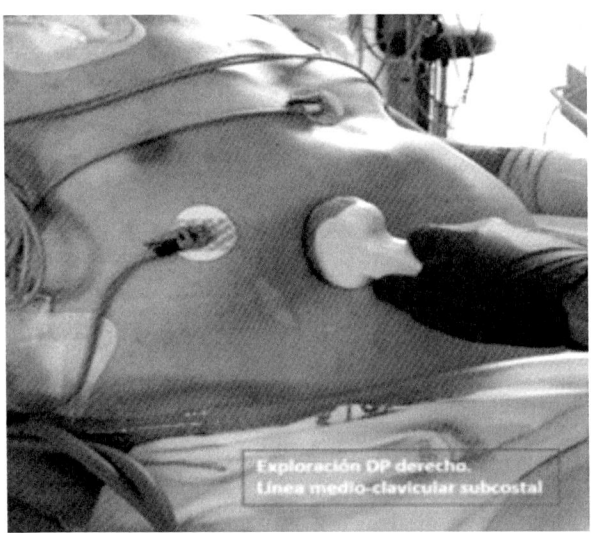

Imagen 5. Colocación sonda subcostal. Exploración DP desde abdomen.

Estrategia de exploración metódica:
- Identificar referencias anatómicas relevantes (diafragma, pulmón) y estructuras adyacentes.

- Reconocer presencia de líquido pleural.
- Delimitar las extensiones craneocaudal y lateral del derrame pleural, determinar si el derrame fluye libremente o está tabicado
- Señalizar punto seguro para la toracocentesis.

4. Hallazgos ecográficos. Caracterización

- El derrame pleural se caracteriza por ser un espacio relativamente hipoecoico (usualmente anecoico) con aspecto de cuadrilátero entre las pleuras parietal y visceral en cuadrantes postero-laterales (generalmente en el punto PLAPS -postero-lateral alveolar/pleural síndrome- descrito por Lichtenstein en su protocolo BLUE para la evaluación ecográfica). Esta zona refleja la parte más dependiente del tórax «el espacio de Morison del pulmón».

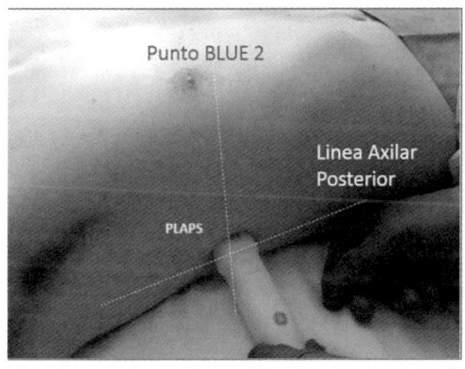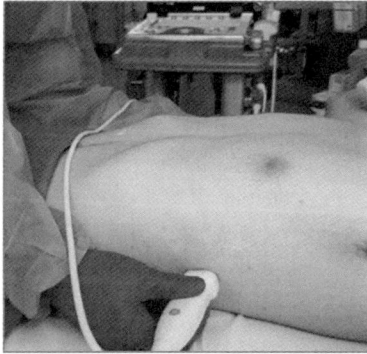

Imagen 6. Sonda en PLAPS der/izq.

La exploración de este punto PLAPS nos permitiría identificar la existencia de derrame pleural y/o consolidación, es decir, la presencia/ausencia de «PLAPS».

- *con componentes dinámicos:* incluyen el movimiento del diafragma y el corazón, el movimiento respirofásico y cardiofásico del pulmón atelectásico y material ecogénico dentro del derrame (fibrina, hebras, tabiques).

- rodeado *de bordes anatómicos típicos* (DIAFRAGMA, pared torácica y pulmón. Conviene identificar el pericardio cuando se planifique la toracocentesis izquierda).

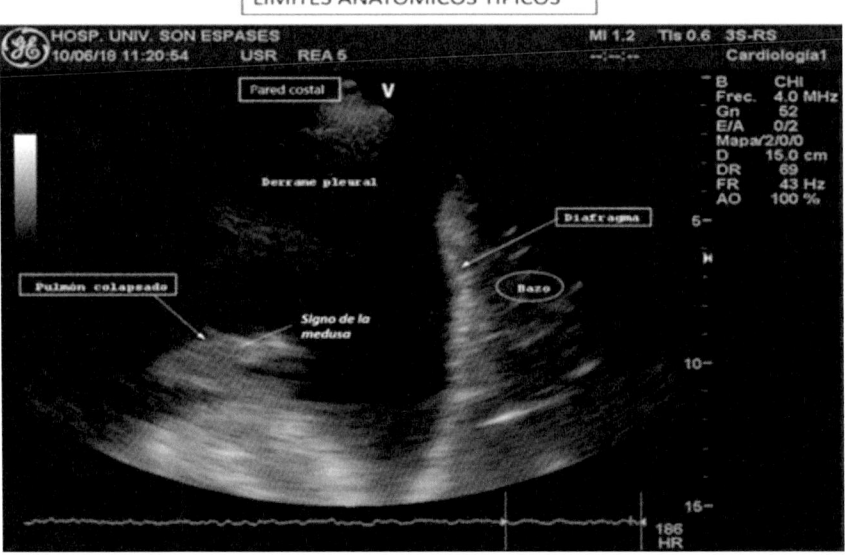

Imagen 7. Bordes anatómicos típicos.

- **Patrón de ecogenicidad**: las características ecográficas del derrame pueden ayudar a diferenciar la naturaleza de DP (transudado, exudado, empiema, hemotórax) en función de la ecogenicidad interna, la homogeneidad y el grosor pleural y proporcionar información importante para el diagnóstico.
- Simple: Anecoico (líquido-**negro**) suele ser trasudado.

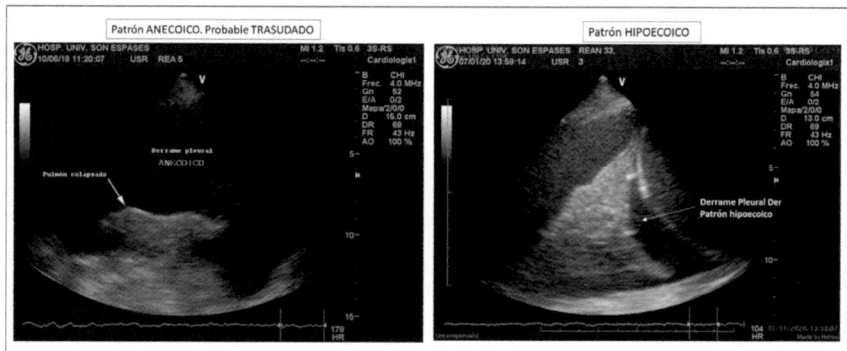

Imagen 8. Patrón anecoico-hipoecoico.

- Complejo no septado: con ecogenicidad aumentada difusa homogénea. Se corresponde con la presencia de tejido desvitalizado, proteínas, fibrina y/o sangre.
- Complejo tabicado cuando se observan filamentos o septos.
- La presencia de una consolidación, el engrosamiento pleural y la existencia de nódulos pleurales sugieren la naturaleza exudativa del derrame.

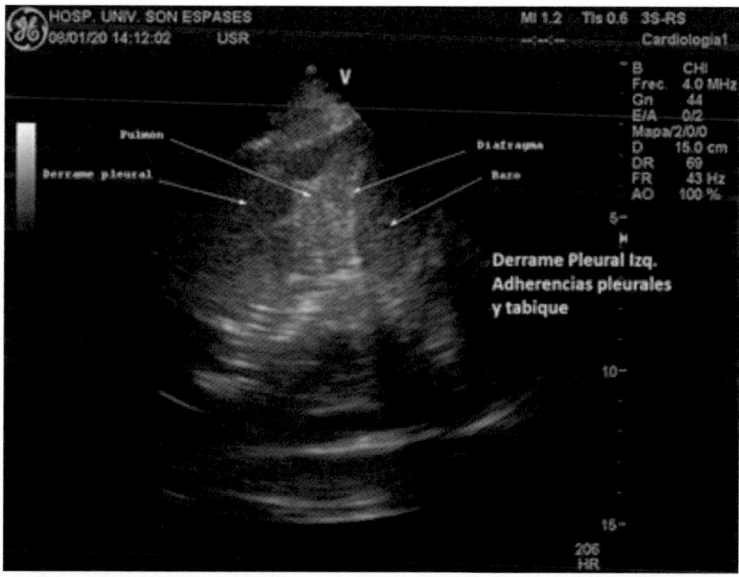

Imagen 9. Patrón septado. Adherencias pleurales.

85

Estimación del volumen del derrame, fórmulas:

- *cuantitativas:* medición distancia máxima entre dos pleuras o *Balik et al.* Se explora en decúbito (0-15°) en la línea axilar posterior en corte longitudinal o transversal y se realiza la medición en la fase espiratoria. Se mueve la sonda cranealmente, obteniendo secciones transversales perpendiculares al eje corporal. Fórmula simple, validada en paciente con VM, en la que el volumen estimado (ml) resultaba de multiplicar la distancia interpleural máxima (en mm) por 20. Parece altamente factible y reproducible.

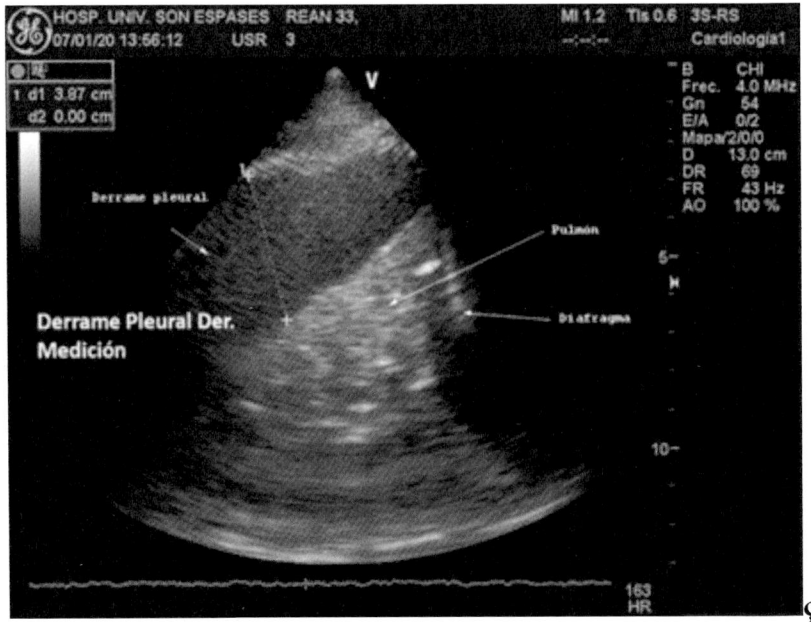

Imagen 10. Medición derrame pleural.

- o *Vignon et al.:* distancia >15 mm: 300 ml (moderado) >25 mm 500 ml (grande) >45 mm en derecho o >50 en izquierdo >800 ml.
- *semicuantitativas:* leve, moderado o masivo en función del número de espacios intercostales en los que se visualiza. También puede estimarse severo- si se visualiza en proyección anterior en decúbito supino y leve si solo se ve en segmentos posterobasales y con el paciente sentado o en decúbito lateral.

5. Signos ecográficos de derrame pleural

a. **Signo del límite regular o quad sign (cuadrilátero)**: por la presencia de derrame en la zona de la exploración. Imagen en 2D que se forma entre la línea pleural, la línea pulmonar y la sombra de dos costillas, y que delimita el DP. El límite de profundidad de la colección es regular y, más o menos, paralela a la línea pleural.

b. **Signo del sinusoide o sinusoid sign**: se produce al aplicar modo M en la zona *quad*. El movimiento de aproximación-alejamiento de la línea pleural a la parietal durante los movimientos respiratorios genera ondulaciones sinusoidales. Indica baja viscosidad del derrame y probable éxito en el drenaje con aguja.

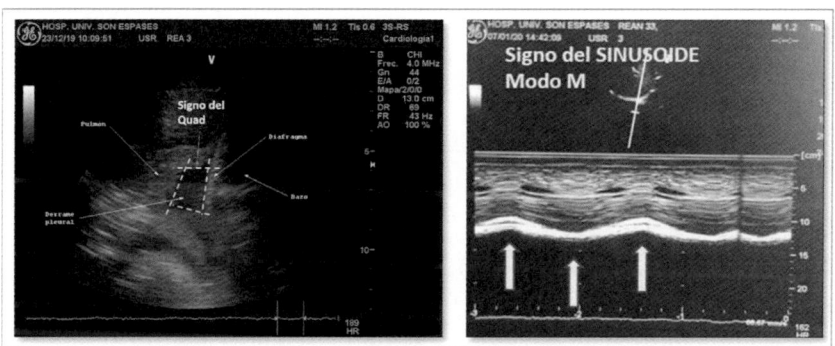

Imagen 11. Signos del QUAD (modo 2D) y del SINUSOIDE (modo M).

Signo del QUAD

Modo 2D

c. **Signo de la medusa o jellyfish sign (signo de la lengua)**: en modo B se observa el pulmón atelectasiado «flotando en forma de medusa o lengua» sobre un derrame pleural masivo. El pulmón colapsado por el efecto del líquido acumulado en la cavidad pleural sigue el efecto de la gravedad y de los movimientos respiratorios.

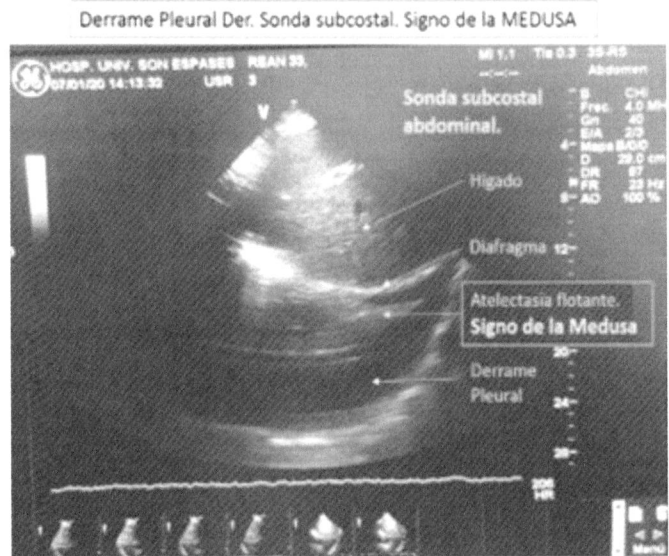

Imagen 12. Signo de la MEDUSA. Sonda subcostal.

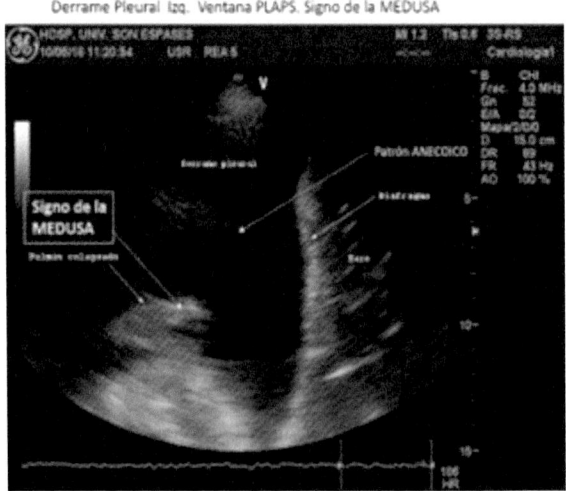

Imagen 13. Signo de la MEDUSA. Ventana PLAPS.

d. **Signo del plancton o plancton sign**: imágenes puntiformes hiperecogénicas móviles en el seno de un derrame pleural. Son indicativas de un exudado o hemotórax.

e. Un derrame simple será homogéneo, un hemotórax o un empiema será heterogéneo.

f. **Signo del color líquido (fluid color sign)**: muy sensible y específico de derrame. Con Doppler color se ve señal con cadencia de color (azul-rojo en el derrame) por transmisión de movimiento cardiaco/respiratorio en el interior de un pequeño derrame pleural. Permite distinguir entre derrame pleural escaso y engrosamiento pleural.

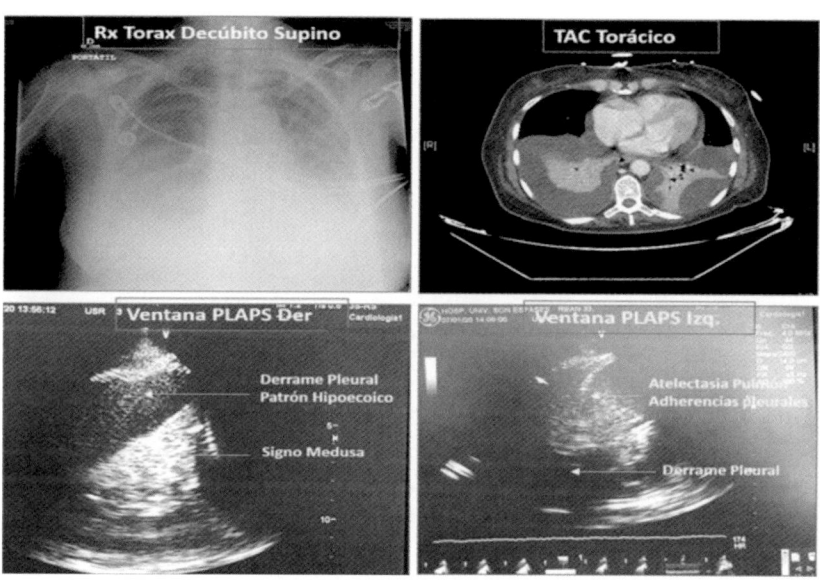

Imagen 14. Rx-TC-Ventanas PLAPS.

6. Algoritmo diagnóstico

Ante opacidades identificadas en la Rx anteroposterior en decúbito supino, debe usarse la EP porque es más precisa para distinguir entre derrame, atelectasia y consolidación.

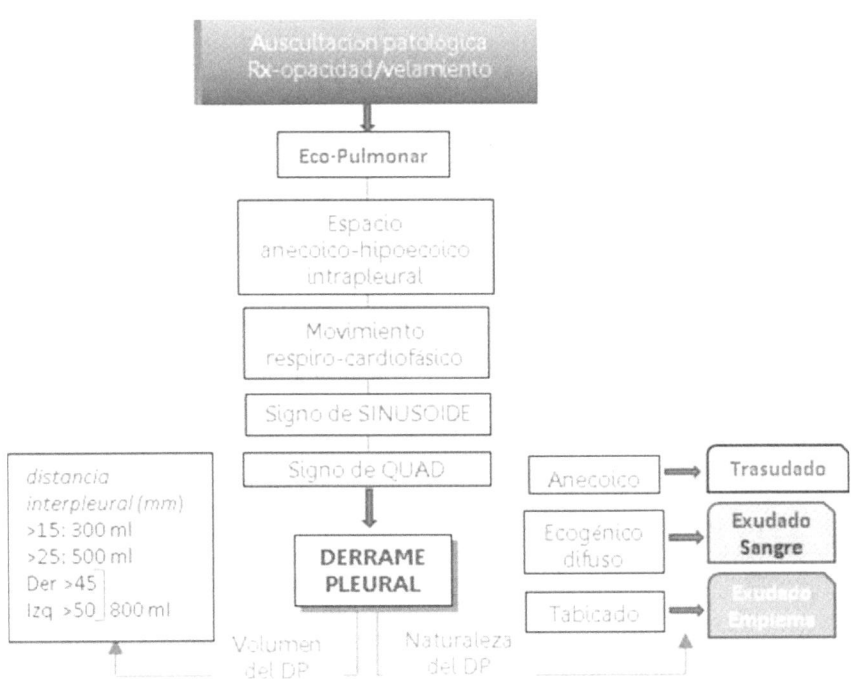

Imagen 15. Algoritmo diagnóstico.

7. Algoritmo de resolución

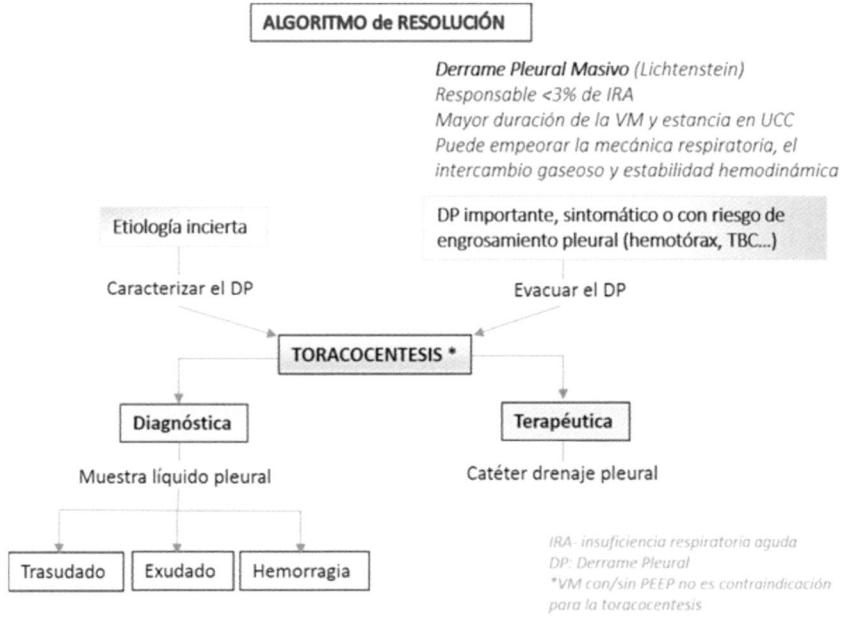

Imagen 16. Algoritmo de resolución.

8. Técnica toracocentesis

Técnica: Toda toracocentesis debe practicarse ecoguiada.

Ecografía para descartar neumotórax e identificar las estructuras clave que deben evitarse durante la inserción de la aguja (pulmón, diafragma, hígado o bazo subyacentes, corazón y aorta descendente).

Posición supina con el brazo detrás de la cabeza.

Selección del sitio de punción mediante la identificación de un espacio intercostal con una distancia inspiratoria mínima de 15 mm entre la pleura parietal y visceral.

La *distancia* entre la piel y la pleura parietal y entre la pleura parietal y visceral constituye la profundidad mínima-máxima de penetración de la aguja para acceder al derrame pleural.

La *asistencia* con EP en los procedimientos pleurales se realiza mediante «marcado del sitio» memorizando el ángulo y la profundidad de penetración o «guía directa de la aguja en tiempo real». La guía directa de la aguja es técnicamente más desafiante y no parece ser más segura.

Post-toracocentesis: descartar neumotórax mediante EP bilateral. Rx de tórax de rutina no está indicada en pacientes asintomáticos, sin ventilación mecánica y con técnica realizada sin dificultades técnicas.

Complicaciones: neumotórax (< 3 % con técnica ecoguiada), hemorragia, punción del bazo o del

hígado, reacción vasovagal, tos, edema pulmonar por reexpansión, dolor en el sitio de punción.

9. Puntos clave

- La EP permite identificar, caracterizar y cuantificar con facilidad el DP simple o complicado. Orienta a exudado, empiema o hemotórax.
- Tiene mayor sensibilidad que la Rx para el diagnóstico de DP, detectando mínimas cantidades (>15 ml). En la Rx se necesitan >150 ml y en decúbito supino >500 m. En comparación con la TC, la EP tiene una sensibilidad del 93 % y especificidad del 97 % para el diagnóstico de DP en pacientes con «blanqueamiento» en la radiografía de tórax. Más resolución que TC para definir engrosamientos y defectos pleurales.
- Aplicación preferente de sonda microconvex en campo posterolateral.
- Los derrames se acumulan en la región posterocaudal del paciente en supino y se identifican fácilmente entre el diafragma y el pulmón posterolateral. En ocasiones, el pulmón se encuentra flotando en el derrame

- Los tres hallazgos característicos incluyen: identificación de los límites anatómicos típicos que rodean un espacio relativamente hipoecoico y en los que hay componentes dinámicos asociados.
- El signo de límite regular (2D) y del sinusoide (modo M) están presentes en casi todos los DP libres.
- La toracocentesis eco-guiada reduce la tasa de complicaciones, especialmente de neumotórax.
- Puede ser necesaria la TC en casos de obesidad, anasarca o enfisema subcutáneo.

10. Bibliografía

1. Moore, C. L.; Copel, J. A. Point-of-care ultrasonography. N Engl J Med 2011; 364:749.
2. Havelock, T.; Teoh, R.; Laws, D. *et al.* Pleural procedures and thoracic ultrasound: British Thoracic Society Pleural Disease Guideline 2010. Thorax 2010; 65 Suppl 2: ii61
3. Feller-Kopman, D. Ultrasound-guided thoracentesis. Chest 2006; 129:1709.
4. Zieleskiewicz, L.; Muller, L.; Lakhal, K. *et al.* Point-of-care ultrasound in intensive care units: assessment of 1073 procedures in a multicentric, prospective, observational study. Intensive Care Med 2015; 41: 1638.
5. Kalokairinou-Motogna, M.; Maratou, K.; Paianid, I. *et al.* Application of color Doppler ultrasound in the study of small pleural effusion. Med Ultrason 2010; 12:12. Kanai, M.; Sekiguchi, H.
6. Begot, E.; Grumann, A.; Duvoid, T. *et al.* Ultrasonographic identification and semiquantitative assessment of unloculated pleural effusions in critically ill patients by residents after a focused training. Intensive Care Med 2014; 40:1475.
7. Lichtenstein, D. Lung ultrasound in the critically ill. Curr Opin Crit Care 2014; 20:315.
8. Mayo, P. H.; Goltz, H. R.; Tafreshi, M.; Doelken, P. Safety of ultrasound-guided thoracentesis in patients receiving mechanical ventilation. Chest 2004; 125: 1059.

9. Johnson, D. W.; Oren-Grinberg, A. Perioperative point-of-care ultrasonography: the past and the future are in anesthesiologists' hands. Anesthesiology 2011; 115: 460-462.

10. Helgeson, S. A.; Fritz, A. V.; Tatari, M. M. *et al.* Reducing Iatrogenic Pneumothoraces: Using Real-Time Ultrasound Guidance for Pleural Procedures. Crit Care Med 2019; 47: 903.

11. Kearney, S. E.; Davies, C. W.; Davies, R. J.; Gleeson, F. V. Computed tomography and ultrasound in parapneumonic effusions and empyema. Clin Radiol 2000; 55:542.

12. Xirouchaki, N.; Magkanas, E.; Vaporidi, K. *et al.* Lung ultrasound in critically ill patients: comparison with bedside chest radiography. Intensive Care Med 2011; 37: 1488.

13. Lichtenstein, D. A.; Malbrain, MLNG. Lung ultrasound in the critically ill (LUCI): A translational discipline. Anaesthesiol Intensive Ther. 2017; 49 (5): 430-6.

14. Lichtenstein, D. Lung ultrasound in acute respiratory failure an introduction to the BLUE- protocol. Minerva Anestesiol. 2009;75(5):313-7.

15. Umbrello, M.; Mistraletti, G.; Galimberti, A.; Piva, I. R.; Cozzi, O.; Formenti, P. Drainage of pleural effusion improves diaphragmatic function in mechanically ventilated patients. Crit Care Resusc. 2017; 19 (1): 64-70.

16. Volpicelli, G.; Elbarbary, M.; Blaivas, M.; Liechtenstein, D. International Liaison Committee on Lung Ultrasound (ILC-LUS) for the International Consensus Conference on Lung Ultrasound (ICC-LUS). Intensive Care Med. 2012; 38: 577-91.

17. Remerand, F.; Dellamonica, J.; Mao, Z.; Ferrari, F.; Bouhemad, B.; Jianxin, Y. *et al.* Multiplane ultrasound approach to quantify pleural effusion at the bedside. Intensive Care Med 2010; 36: 656-64.

Capítulo 7.

Parálisis frénica.
Ecografía diafragmática

Vicente Torres Pedrós
Xabier Reparaz Vives
Pilar Terrasa Sagristá
Hospital Son Espases (Palma de Mallorca)

1. Introducción

El diafragma (**di**) es el músculo más importante de la respiración (80 % del poder muscular de la respiración), su disfunción puede dificultar o impedir la función respiratoria.

El Nervio Frénico (**NF**) constituye la única inervación del diafragma. La lesión unilateral habitualmente es asintomática. La lesión bilateral precisa soporte respiratorio. El desplazamiento caudal durante la inspiración (presión positiva abdominal y negativa pleural) se ve disminuido o ausente limitando la expansión torácica y resultando en hipoventilación. El hemidiafragma (**HD**) paralizado generalmente tiene un movimiento paradójico pendular hacia el tórax.

TABLA 1. Etiología más frecuente de disfunción o PF	
Cirugía Trauma Yatrogenia	Cirugía cardíaca, tórax-mediastino, esofágica, abdominal alta. Trasplante pulmón. Ablación fibrilación. auricular. Bloqueo anestésico interescalénico.

Médica Idiopática	Tumores. Enfermedades neurológicas. Espondilosis cervical. **Neuromiopatía del paciente crítico** (debilidad di, *weaning* difícil). **Disfunción diafragmática inducida por la ventilación mecánica (VM)** (deterioro de la reserva contráctil del di, *weaning* difícil).

TABLA 2. Técnicas para el diagnóstico (Dx) de Parálisis del N. Frénico (PNF)	
Rx Tórax	Hemidiafragma elevado. Poco específica.
Fluoroscopia con *sniff* test (FST)	Radiación. Ineficaz en neumotórax o derrame. Examina el componente tendinoso. anterior. Reemplazada por US como prueba de elección
Electromiografía y conducción NF	Requiere desplazamiento del paciente. Invasiva.
Pruebas de función respiratoria	Desplazamiento del paciente. Muestran un patrón restrictivo. Eficaz.
ULTRASONIDOS modo B y M (US)	Técnica de imagen de elección para el Anestesiólogo. Examina el componente muscular inervado por el N. Frénico (parte lateral y posterior del di). Sensibilidad (93 %) /Especificidad (100 %) para Dx de PF.

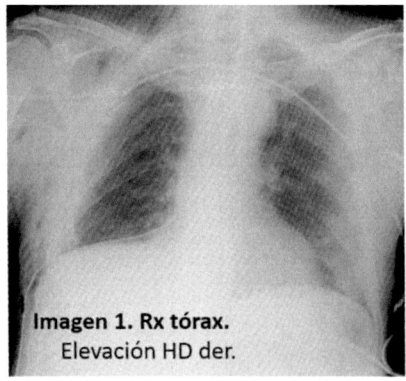
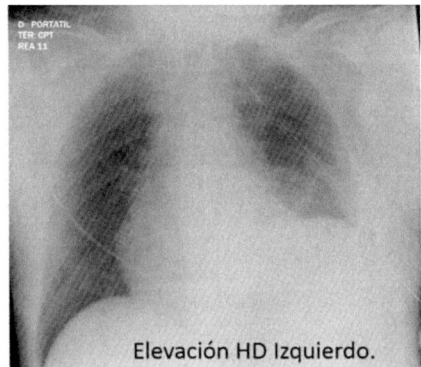

Imagen 1. Rx tórax.
Elevación HD der.

Elevación HD Izquierdo.

Imagen 1. Rx de tórax y elevación de los hemidiafragmas.

2. Equipo y preparación

Posición: decúbito supino con el tronco elevado 30º.

Sondas: La ED se realiza principalmente con un transductor curvilíneo de baja frecuencia (*convex 2-6 MHz o sectorial 2-5 MHz*) en abordaje subcostal para el estudio de la movilidad diafragmática.

La sonda lineal de alta frecuencia (6-13 MHz) en el abordaje lateral intercostal es de elección para el estudio del engrosamiento diafragmático (mayor resolución proximal).

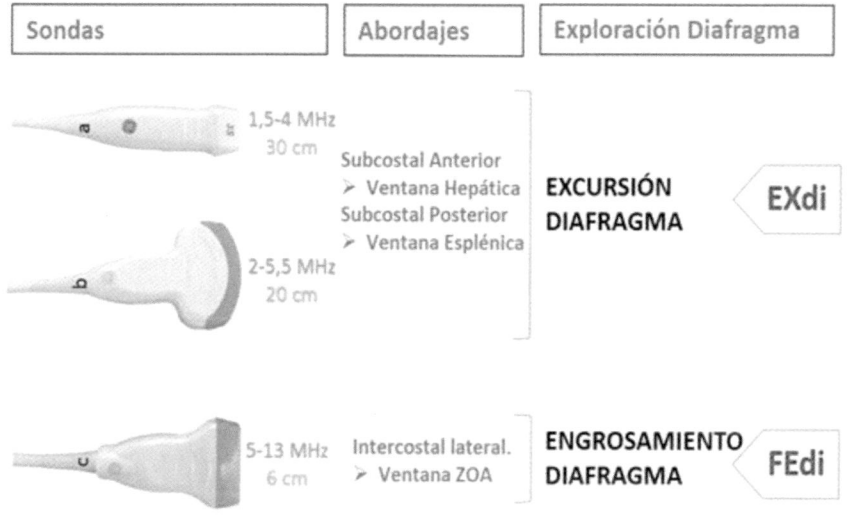

Imagen 2. Sondas.

Abordaje subcostal:

Subcostal anterior: sonda oblicua en la línea medio-clavicular o axilar anterior. Ventana *hepática* para visualizar el HD derecho.

Subcostal posterior: sonda en la línea axilar media. Ventana esplénica para visualizar el HD izquierdo.

Orientación medial, craneal y dorsal para que el haz alcance el tercio posterior del HD (zona de mayor excursión cráneo-caudal).

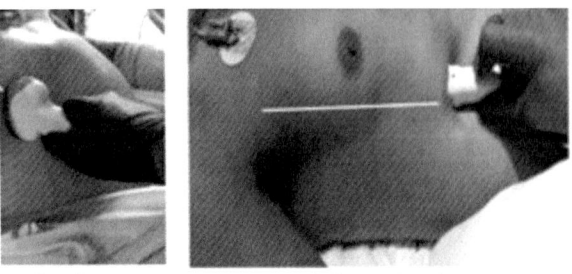
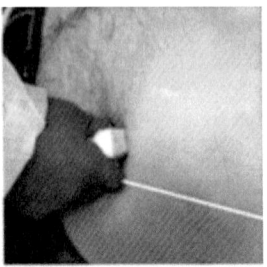

ma derecho. Exploración diafragma derecho. Exploración diafragma izquierc

Imagen 3. Abordajes subcostal anterior en la línea clavicular media y axilar anterior y subcostal posterior en la línea axilar media.

Abordaje intercostal:

Sonda en plano longitudinal en la línea axilar media a nivel del 7°-9° espacio intercostal, seno costo-diafragmático «Zona de Aposición del diafragma: ZOA».

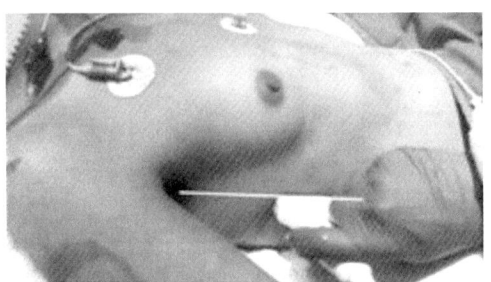

Intercostal. Ventana ZOA.
Línea axilar media. Medición Fedi y Edi.

Imagen 4. Abordaje intercostal ZOA.

2. Sistemática de exploración

1º **en modo B** para visión global y selección de la línea de exploración.

El HD es una **LÍNEA CURVA HIPERECOGÉNICA** *de 1 mm de espesor sobre el hígado o el bazo.*

En inspiración, el movimiento del diafragma es caudal y la línea se aproxima a la sonda, durante la espiración el desplazamiento es craneal y la línea se aleja del transductor.

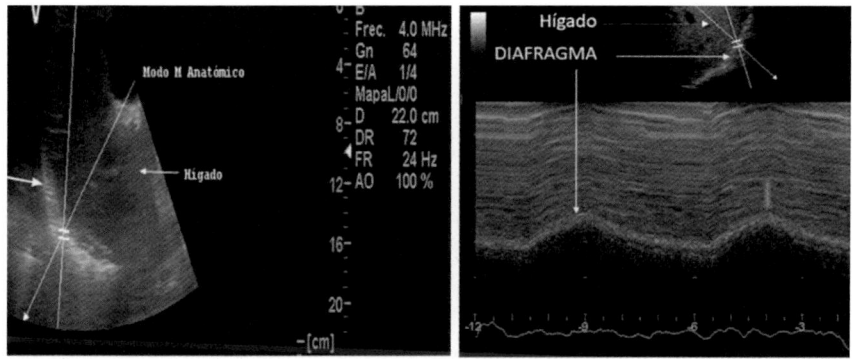

Imagen 5. Modo B- Hemidiafragma derecho. Modo M- Onda sinusoidal del HD.

2º: **modo M.** para la evaluación de la excursión diafragmática (EXdi).

- El diafragma aparece como una línea gruesa *ecogénica* que produce una onda sinusoidal (asciende en inspiración y desciende en espiración).
- Programación del ecógrafo para medir una profundidad de 250 mm y una velocidad de barrido lenta (10 segundos/pantalla). Línea del haz M a unos 30º de la línea central cráneo-caudal del hemidiafragma.

3. Estudio sonográfico de la función diafragmática. Variables

Morfología diafragmática:

Medición del grosor y del engrosamiento del diafragma. La medición de Edi y FEdi se realiza utilizando un transductor lineal de alta frecuencia aplicado en ZOA. El diafragma se visualiza como una línea hipoecogénica entre dos líneas hiperecogénicas (la pleura y el peritoneo).

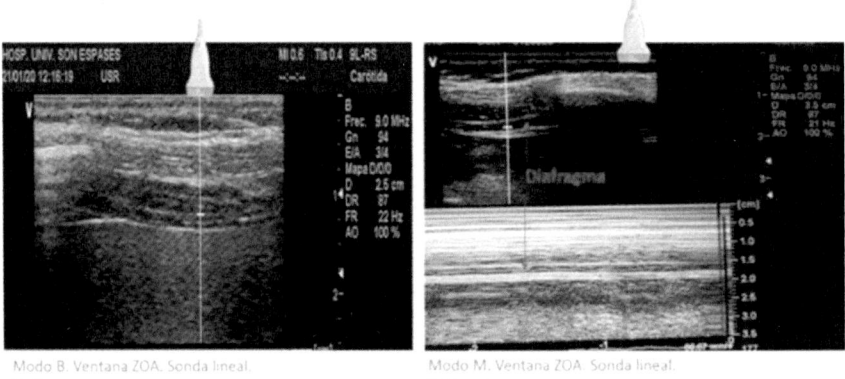

Imagen 6. Modos B y M. Ventana ZOA. Diafragma.

Edi (DT diaphagmatic thickness): Evaluación estática del **grosor** del diafragma. Útil para evaluar la atrofia durante la ventilación mecánica. Cualquier grosor de menos de 15 mm sugiere debilidad diafragmática.

FEdi (DTF) Fracción de **engrosamiento** del di: Evaluación dinámica. Fiable en ventilación espontánea. Con la inspiración el grosor aumenta en comparación con el grosor al final de la espiración silenciosa. Grosor di: 2,8 mm hasta 4 mm en inspiración máxima.

Normal >30 %. Un aumento < 20 % en el grosor diafragmático con inspiración sugiere debilidad diafragmática.

Se ha propuesto este índice como predictor en el *weaning* y en el éxito de la extubación.

FEdi % = Grosor al final inspiración - Grosor al final espiración X 100
Grosor al final espiración

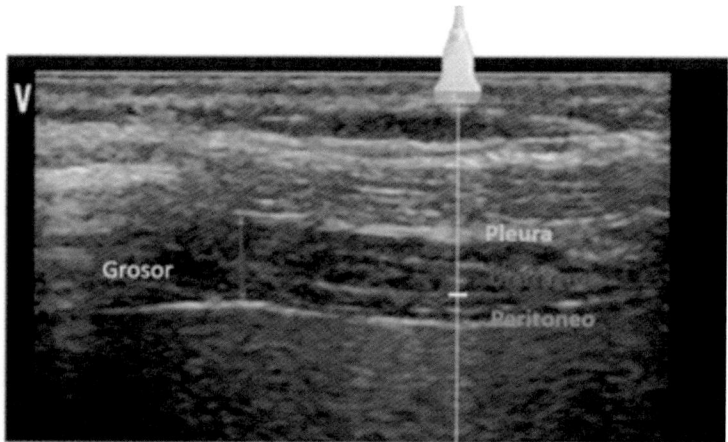

Imagen amplificada.
Diafragma hipoecoico entre dos capas hiperecoicas

Imagen 7. Imagen amplificada. Capas y grosor del diafragma.

Movimiento diafragmático:

EXdi: medición de la EXcursión diafragmática en modo M durante un ciclo respiratorio.

Sonda convexa o sectorial en ventana hepática o esplénica. EXdi está indicado para

☐ diagnóstico de Parálisis Frénica
☐ evaluación de la disfunción diafragmática en el paciente crítico
Diafragma normal:
* Onda sinusoidal hiperecoica que asciende en inspiración y desciende en espiración.

- La altura de la curva es la excursión diafragmática (EXdi), la base corresponde al final de la espiración y la parte superior corresponde al pico inspiratorio.
- Golpe ascendente agudo en la prueba de olfato (indica movimiento caudal normaldel diafragma).
- La excursión diafragmática siempre es mayor en decúbito supino que en bipedestación. En respiración tranquila 18 +/- 3 mm hombres, 16+/-3 mujeres.

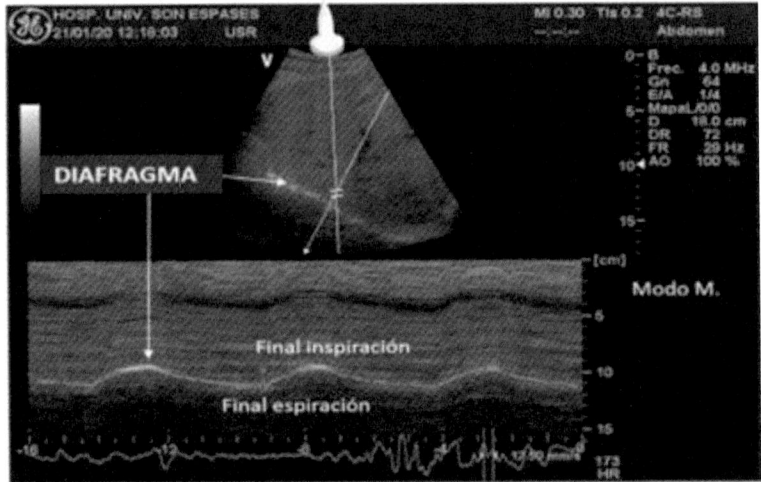

Modo M. Onda sinusoidal normal.
Medición excursión diafragmática EXdi. Altura de la curva entre el final de la espiración y el final de la inspiración.

Imagen 8. Excursión y onda sinusoidal normal.

Disfunción diafragmática:

Con valores en decúbito por debajo del rango de normalidad bípeda sospechar patología diafragmática.
- Punto de corte para Dx de disfunción EXdi <10 mm *en respiración tranquila.* Según Kim *et al.,* un EXdi < 10 mm define disfunción diafragmática y >10 mm con tubo en T pronostica éxito del destete de VM >80 %.

- EXdi <47 mm en hombres y <37 mm en mujeres *en esfuerzo inspiratorio máximo.*

Tabla 3. EXdi (Excursión diafragmática) Valores normales en posición bípeda (medio, mínimo y máximo)		
Modo M	Hombre (mm)	Mujer (mm)
Respiración tranquila (espontánea lenta)	**18 3 (11-25)**	**16 3 (10-22)**
Respiración forzada (espontánea profunda)	**70 11 (47-92)**	**57 10 (37-77)**
Olfateo (Sniffing-inspiración rápida nasal) *Evalúa la fuerza contráctil. Detecta rápidamente PF con movimiento nulo o paradójico del di.*	**29 6 (18-44)**	**26 5 (16-36)**

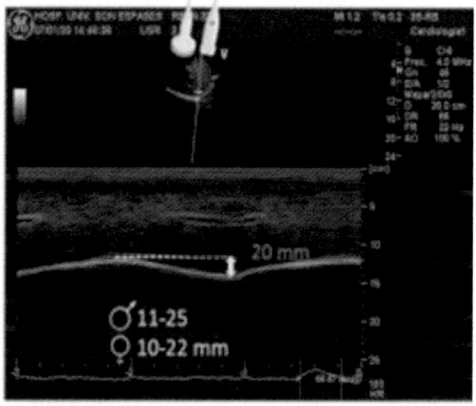

EXdi en reposo.

Imagen 9. EXdi en respiración tranquila.

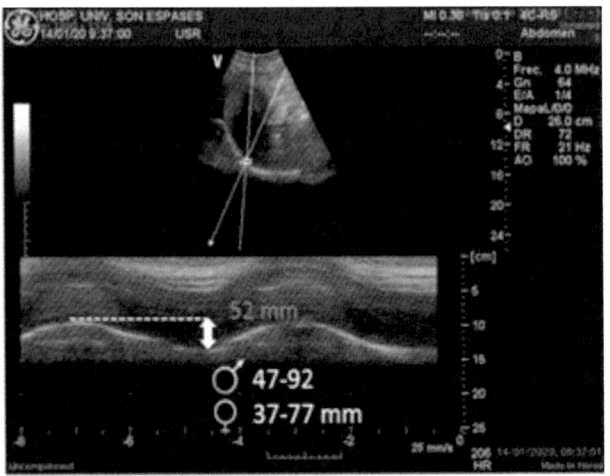

EXdi en respiración profunda

Imagen 10. EXdi en respiración forzada.

4. Hallazgos ecográficos en la parálisis frénica

Criterios diagnósticos. En modo M la dirección del trazado en el HD paralizado permite distinguir entre paresia y plejia.

- **Paresia/debilidad**
  - EXdi significativamente disminuida.
  - Onda por encima de la línea de base.
  - FEdi por debajo del 20 % en modo B.

- **Parálisis**
  - EXdi ausencia de movimiento en respiración tranquila.
  - Movimiento paradójico del diafragma. La maniobra de *sniffing* induce desplazamiento cefálico *del HD paralizado*. Trazado por debajo de la línea de base (deflexión).

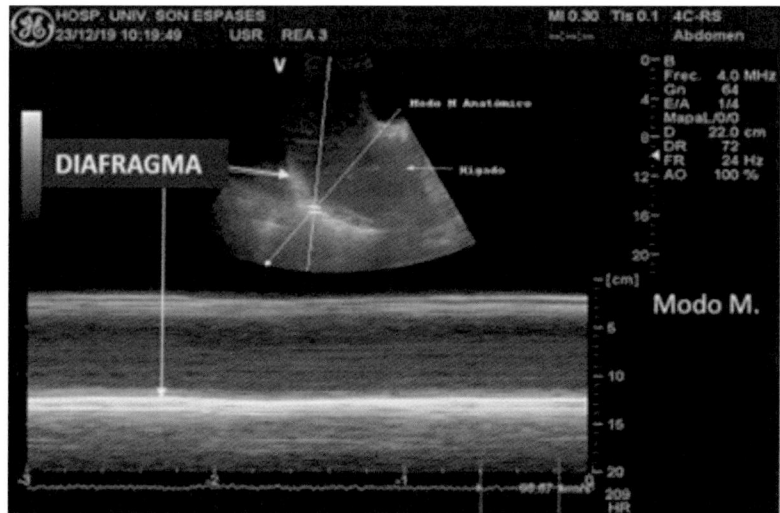

EXdi nulo. Modo M.
Ausencia de movimiento HD derecho por Parálisis Frénica

Imagen 11. Parálisis del Frénico derecho.

6. Algoritmo Diagnóstico. Disfunción Diafragmática

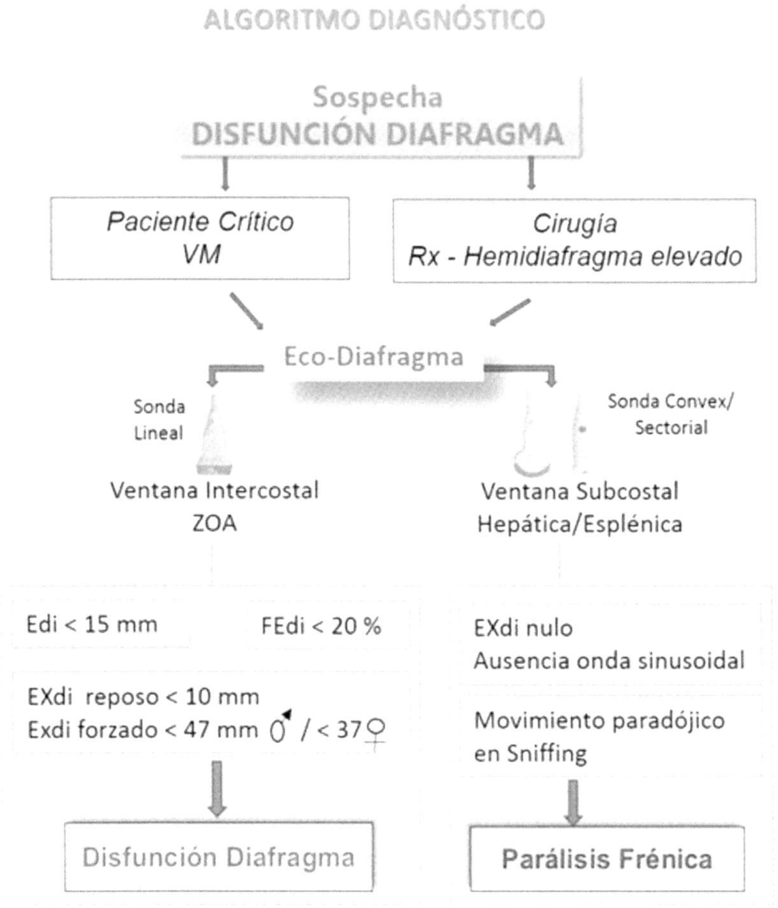

ALGORITMO DIAGNÓSTICO

Sospecha
DISFUNCIÓN DIAFRAGMA

| Paciente Crítico VM | Cirugía Rx - Hemidiafragma elevado |

Eco-Diafragma

Sonda Lineal — Sonda Convex/ Sectorial

Ventana Intercostal
ZOA

Ventana Subcostal
Hepática/Esplénica

Edi < 15 mm   FEdi < 20 %

EXdi reposo < 10 mm
Exdi forzado < 47 mm ♂ / < 37 ♀

EXdi nulo
Ausencia onda sinusoidal

Movimiento paradójico
en Sniffing

Disfunción Diafragma   **Parálisis Frénica**

Imagen 12. Algoritmo diagnóstico.

7. Algoritmo de resolución

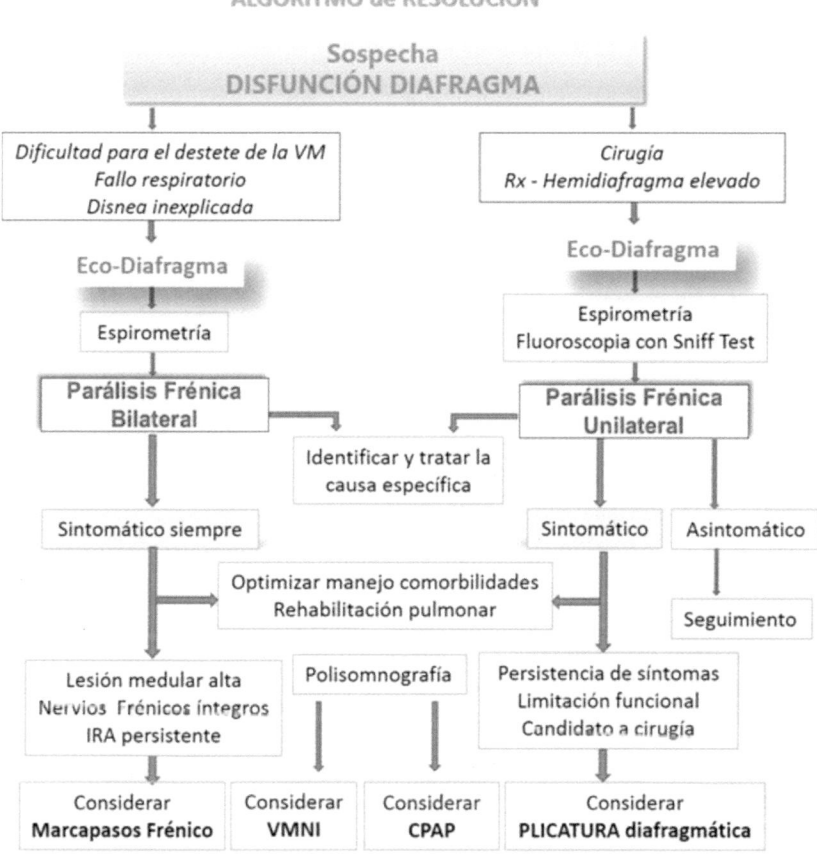

Imagen 13. Algoritmo de resolución.

8. Puntos clave

- La ED permite evaluar la función diafragmática del paciente quirúrgico durante el perioperatorio de manera no invasiva, simple, portátil, rápida, reproducible en tiempo real y dinámica.
- La ED ha reemplazado a la Fluoroscopia con *sniff* test como la prueba de elección.
- Sensibilidad (93 %) y especificidad (100 %) para el diagnóstico de disfunción del NF.
- Para el diagnóstico de PF se recomienda usar la sonda convex en abordaje subcostal y evaluar la EXdi.
- La EXdi nula y el movimiento paradójico con *sniffing* son criterios diagnósticos de PF.

9. Bibliografía

1. Gerscovich, E.; Cronan, M.; McGahan, J.; Jain, K.; Jones, C. D.; McDonald, C. Ultrasonographic evaluation of diaphragmatic motion. J Ultrasound Med. 2001; 20: 597-604.
2. Boon, A. J.; Sekiguchi, H.; Harper, C. J.; Strommen, J. A.; Ghahfarokhi, L. S.; Watson, J. C.; Sorenson, E. J. Sensitivity and specificity of diagnostic ultrasound in the diagnosis of phrenic neuropathy. Neurology 2014; 83:1264-70.
3. Summerhill, E. M.; El-Sameed, Y. A.; Glidden, T. J.; McCool, F. D. Monitoring recovery from diaphragm paralysis with ultrasound. Chest 2008; 133 (3): 737-743.
4. Gottesman, E.; McCool, F. D. Ultrasound evaluation of the paralyzed diaphragm. Am J Respir Crit Care Med 1997; 155 (5): 1570-1574.
5. Lloyd, T.; Tang, Y. M.; Benson, M. D.; King, S. Diaphragmatic paralysis: the use of M mode ultrasound for diagnosis in adults. Spinal Cord 2006; 44: 505-508.

6. Epelman, M.; Navarro, O. M.; Daneman, A.; Miller, S. F. M-mode sonography of diaphragmatic motion: description of technique and experience in 278 pediatric patients. Pediatr Radiol 2005; 35: 661-667.

7. Ulku, R.; Onat, S.; Balci, A.; Eren, N. Phrenic nerve injury after blunt trauma. Int Surg 2005; 90 (2): 93-95.

8. Boussuges, A.; Gole, Y.; Blanc, P. Diaphragmatic motion studied by M-mode ultrasonography. Chest 2009; 135: 391-400.

9. Testa, A.; Soldati, G.; Giannuzzi, R.; Berardi, S.; Portale, G.; Gentiloni Silveri, N. Ultrasound M-Mode Assessment of Diaphragmatic Kinetics by Anterior Transverse Scanning in Healthy Subjects. Ultrasound Med Biol. 2011; 37: 44-52.

8. Boon, A. J.; Harper, C. J.; Ghahfarokhi, L. S.; Strommen, J. A.; Watson, J. C.; Sorenson, E. J. Two- dimensional ultrasound imaging of the diaphragm: quantitative values in normal subjects. Muscle Nerve. 2013 Jun; 47 (6): 884-9.

9. Houston, J. G. M.; Fleet, M. D. Cowan, and N. C. McMillan, "Comparison of ultrasound with fluoroscopy in the assessment of suspected hemidiaphragmatic movement abnormality," Clinical Radiology, 1995. vol. 50, no. 2, 95-98.

10. Kim, W. Y.; Suh, H. J.; Hong, S. B.; Koh, Y.; Lim, C. M. Diaphragm dysfunction assessed by ultrasonography: influence on weaning from mechanical ventilation. Crit. Care Med. 2011 Dec; 39 (12): 2627-30.

11. Bell, D.; Siriwardena, A. Phrenic nerve injury following blunt trauma. J Accid Emerg Med. 2000 Nov;17 (6): 419-20.

12. Al-Thani, H.; Jabbour, G.; El-Menyar, A.; Abdelrahman, H.; Peralta, R.; Zarour, A. Descriptive Analysis of Right and Left-sided Traumatic Diaphragmatic Injuries; Case Series from a Single Institution. Bull Emerg Trauma. 2018 Jan; 6 (1): 16-25.

13. Nason, L. K.; Walker, C. M.; McNeeley, M. F.; Burivong, W.; Fligner, C. L.; Godwin, J. D. Imaging of the diaphragm: anatomy and function. Radiographics. 2012 Mar-Apr; 32 (2): E51-70.

14. Houston, J. G.; Morris, A. D.; Howie, C. A.; Reid, J. L.; McMillan, N. Technical report: quantitative assessment of diaphragmatic movement--a reproducible method using ultrasound. Clin Radiol. 1992 Dec; 46 (6): 405-7.

15. Fayssoil, A.; Behin, A.; Ogna, A.; Mompoint, D.; Amthor, H.; Clair, B.; Laforet, P.; Mansart, A.; Prigent, H.; Orlikowski, D.; Stojkovic, T.; Vinit, S.; Carlier, R.; Eymard, B.; Lofaso, F.; Annane, D. Diaphragm: Pathophysiology and Ultrasound Imaging in Neuromuscular Disorders. J Neuromuscul Dis. 2018; 5 (1): 1-10.

16. Kokatnur, L.; Rudrappa, M. Diaphragmatic Palsy. Diseases. 2018 Feb 13; 6 (1).

17. Alexander, C. Diaphragm movements and the diagnosis of diaphragmatic paralysis. Clin Radiol 1966; 17:79. doi: 10.1016 / S0009-9260 (66) 80128-9.

18. Matamis, D.; Soilemezi, E.; Tsagourias, M. *et al.* Sonographic evaluation of the diaphagm in critically ill patients. Technique and clinical applications. Intensive Care Med. 2013; 39: 801-10.

Capítulo 8.

Edema agudo de pulmón

Johana Mercado de la Cruz
José Mª Sistac Ballarín
Hospital Universitario Arnau de Vilanova de Lleida

1. Equipo

En la exploración de la semiología pulmonar ecográfica, el aire y el hueso producen un efecto de atenuación de los ultrasonidos mucho mayor que el de otros tejidos, lo que representa una limitación. Por contra los líquidos producen muy poca atenuación y son fácilmente atravesados por el haz de los ultrasonidos, generando artefactos los cuales deben interpretarse en las diferentes patologías pulmonares; como es el caso el edema agudo de pulmón (EAP); donde la imagen dinámica de la ecografía se correlacionará con la clínica.

Es importante disponer de sondas multifrecuencia o de varios tipos de sonda:

- Las sondas de 2 - 5 MHz proporcionan una adecuada visualización de los planos profundos, y permiten caracterizar posibles consolidaciones y/o derrames pleurales asociados al edema agudo de pulmón, también se puede usar la sectorial de 1 - 5 MHz.
- Para las estructuras más superficiales, es decir, la pleura (signos y artefactos que se generan de ella) las sondas de frecuencia su-

perior a 5 MHz proporcionan mejor resolución (Sonda lineal de alta resolución 5 - 10 MHz) (Imagen 1).

- El tipo de la sonda utilizada (lineal, convexa o sectorial) también dependerá de la zona pulmonar a estudiar.

TIPO DE SONDA	LINEAL	CONVEX	SECTORIAL O MICROCONVEX
	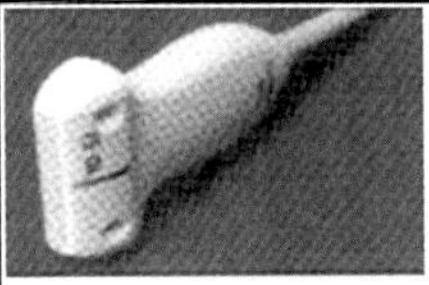	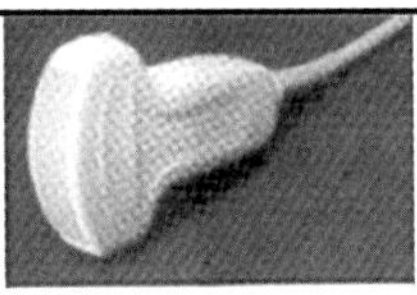	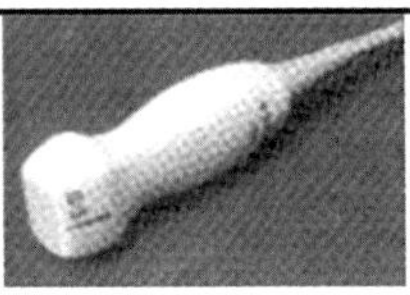
INTERVALO DE FRECUENCIAS	5-10 MHz	2-5 MHz	1-5 MHz
PROFUNDIDAD DE VISUALIZACIÓN	9 cm	30 cm	35 cm
SONDA	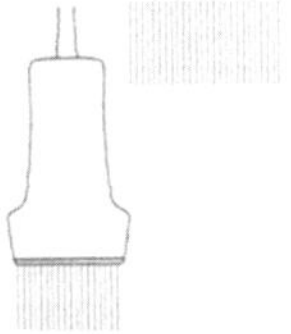	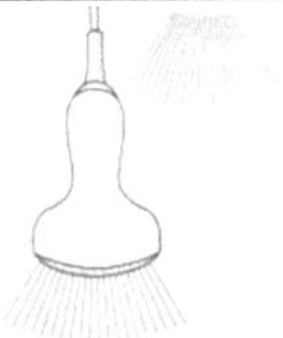	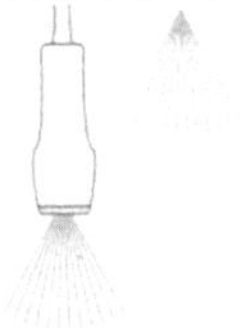
IMAGEN	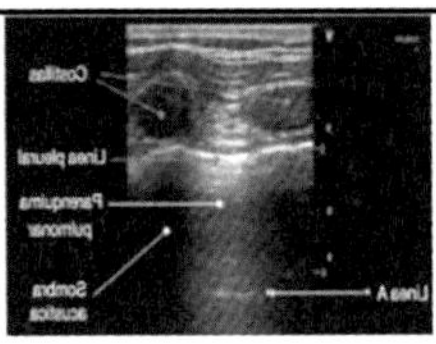	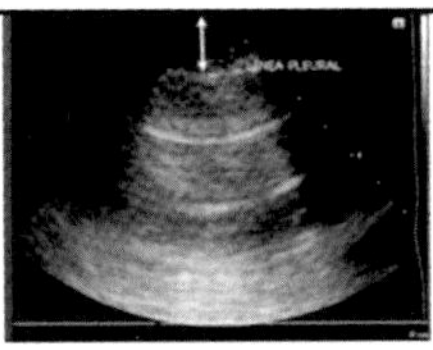	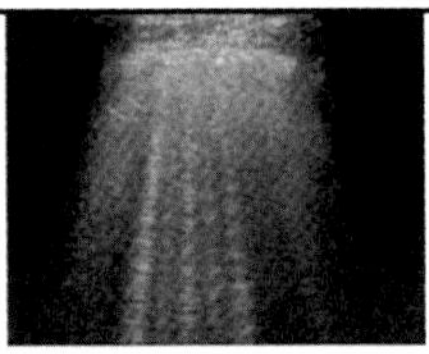

Imagen 1. Tipos de sondas y sus características.

2. Colocación del paciente

Para realizar el estudio ecográfico se debe definir la posición del paciente y seguir una sistemática. En los pacientes críticos, la exploración se realiza en la posición de decúbito supino y con abordaje anterolateral. El transductor se emplea en sentido longitudinal, perpendicular a los espacios intercostales y la marca en posición cefálica. Son suficientes cuatro áreas en cada hemitórax: la línea axilar anterior, divide el área a explorar en anterior y lateral. Una línea horizontal en la unión del tercio medio con el inferior del esternón divide el área a explorar en superior e inferior.

Se debe colocar la sonda en ventana acústica de forma longitudinal (paralela al eje del cuerpo) para ver dos costillas y la línea pleural entre ambas (Imagen 2).

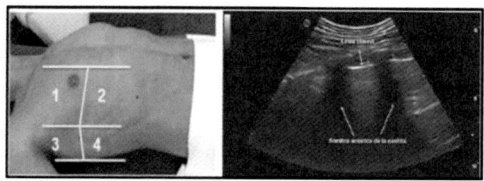

Imagen 2. Zona de exploración del paciente y ventana acústica.

Una vez delimitadas las zonas de exploración es aconsejable seguir una sistemática en el estudio, tras colocar los brazos del paciente en abducción para conseguir la apertura de los espacios intercostales.

3. Sistemática de exploración

Se recomienda iniciar la exploración en las porciones superiores del pulmón y una vez terminada la exploración superior de cada una de las áreas se pasa a la exploración de las zonas inferiores. Recordad que la exploración de cada uno de los cuadrantes se realiza colocando el transductor en sentido perpendicular a las costillas y centrado en un espacio intercostal, esto se ha descrito en varios protocolos de exploración y en la mayoría de esto se identifican tres áreas de exploración (Imagen 3), cabe mencionar entre ellos el protocolo BLUE es uno de los más empleados y además presenta una propuesta de exploración pulmonar rápida en 3 puntos a destacar el punto PLAPS (posterolateral alveolar pleural síndrome), sonda de exploración convex o la sonda sectorial. En zonas anterolaterales, se puede utilizar la sonda lineal.

Región anterior: comprende el espacio delimitado entre el esternón (medial), la línea axilar anterior (lateral), la clavícula (superior) y el diafragma (inferior).

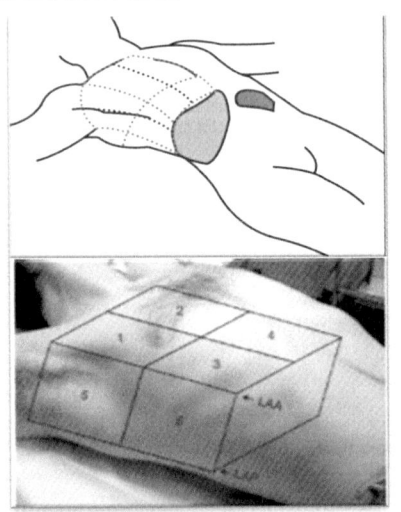

Región lateral: comprende el espacio delimitado por la línea axilar anterior LAA (medial), línea axilar posterior LAP (lateral), axila (superior) y diafragma (inferior).

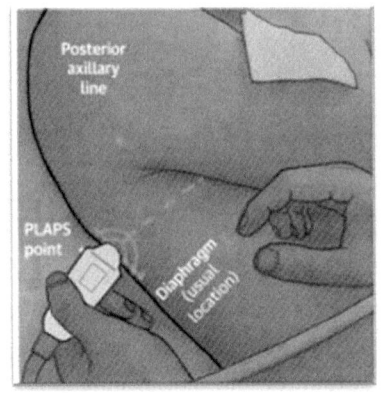

Punto PLAPS al trazar una línea paralela desde el punto inferior de exploración, cruzando esta línea imaginaria con la línea axilar posterior, se encontraría el punto PLAPS.

Imagen 3. Áreas de exploración pulmonar.

4. Hallazgos ecográficos del edema agudo de pulmón

El edema agudo de pulmón se encuadra dentro del diagnóstico diferencial de un Síndrome intersticial, el cual se define con el signo ecográfico llamado líneas B, artefacto vertical también por su morfología se describen como colas de cometa.

Líneas B que se separan entre si 7 mm (líneas B7) cuya génesis es el engrosamiento de los septos interlobulillares (su expresión radiológica son las conocidas líneas B de Kerlley) (Imagen 4).

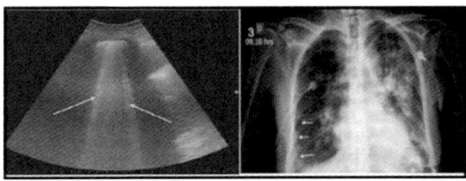

Imagen 4. Líneas B7 y líneas B de Kerlley.

Las líneas B que se separan entre si 3 mm o son confluentes (líneas B3) son las responsables del patrón vidrio deslustrado en TC; este último a la vez responsable de un llenado intraalveolar, el diagnóstico diferencial se establece entre SDRA o edema pulmonar (Imagen 5).

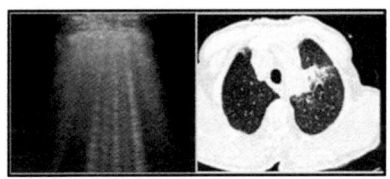

Imagen 5. Síndrome alveolointersticial, no se distingue la naturaleza del fluido (agua, secreciones) o del tejido que prolifera (fibrótico, infiltrativo), ni el del mecanismo que lo produce.

Descripción característica de las líneas B, ante hallazgo ecográfico de EAP (Imagen 6):

- Patrón de líneas B en los espacios pleurales anterosuperiores del tórax.

- Múltiples líneas B y distancia entre cada una de ellas <3mm.

- Bilaterales y simétricas.

- Dinámicas, de inicio en la línea pleural.

- Hiperecoicas, no se desvanecen en la ventana acústica, (colas de cometas)

- Ocultan líneas A

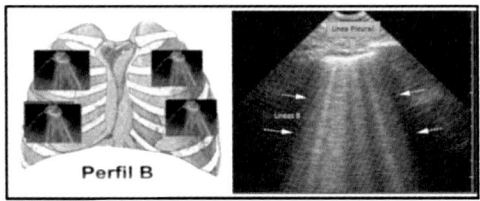

Imagen 6. Perfil B: presencia de líneas B3 en todos los campos, con deslizamiento pleural, este patrón sugiere edema pulmonar cardiogénico y casi excluye: EPOC, Embolismo pulmonar y neumotórax.

Estos hallazgos en un contexto de insuficiencia respiratoria aguda establecen el diagnóstico de edema agudo de pulmón con muy alta probabilidad.

La sensibilidad y la especificidad de la ecografía pulmonar para el diagnóstico del edema agudo de pulmón es del 98 % y 88 % respectivamente, siendo superior a la radiografía de tórax en el diagnóstico de síndromes intersticiales (agua extravascular pulmonar).

5. Algoritmo diagnóstico

Diagnóstico diferencial del edema agudo de pulmón (EAP) cardiogénico y no cardiogénico:

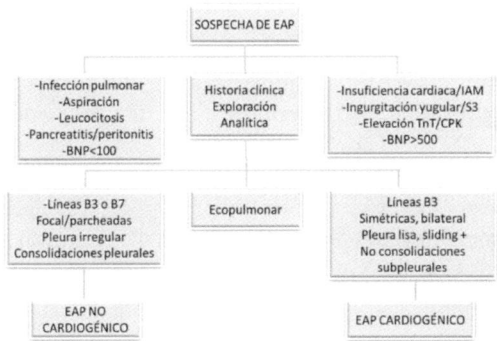

Imagen 7. Algoritmo diagnóstico diferencial del edema agudo de pulmón (EAP) cardiogénico y no cardiogénico. *Sliding*: deslizamiento.

6. Algoritmo de resolución

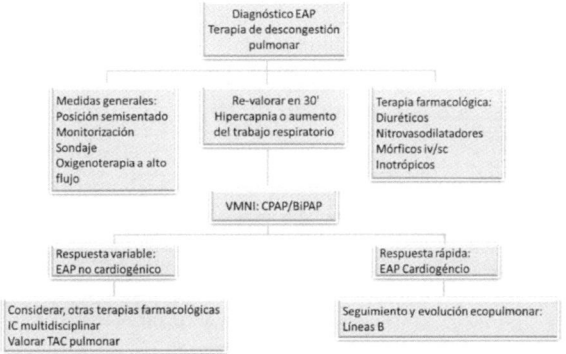

Imagen 8. Algoritmo de resolución del edema agudo de pulmón (EAP). VMNI: ventilación mecánica no invasiva CPAP: presión continua positiva. BIPAP: bipresión positiva. iv: intravenoso. sc: subcutáneo. IC: intercosulta.

7. Puntos claves

- Las líneas B son verticales y definidas, se originan en la pleura y se mueven con ella, y se deben alcanzar el campo lejano.
- Para considerar que las líneas B son patológicas, deberían aparecer tres o más en un solo espacio intercostal.
- Hay que recordar que la presencia del patrón de líneas B exclusivamente en los puntos inferiores de la exploración pulmonar o el punto PLAPS puede encontrarse en personas normales por edema en zonas declive.
- El perfil de líneas B es útil para evaluar la respuesta al tratamiento diurético y en pacientes ambulatorios con Insuficiencia cardiaca crónica predice reinternaciones y muerte cardiovascular.

8. Bibliografía

1. Chiem, A. Sondas. En: Soni, N.; Artfield, R.; Kory, P., editores. Ecografía a pie de cama: fundamentos de la ecografía clínica. España: Elsevier; 2016, 19-24.
2. Lichtenstein, D. A. BLUE-Protocol and FALLS-Protocol: Two Applications of Lung Ultrasound in the Critically Ill. Chest 2015; 147 (6): 1659-1670.
3. Martindale, J. L. Resolution of sonographic B-lines as a measure of pulmonary decongestion in acute heart failure. Am J Emerg Med. 2016; 34: 1129-1132.
4. Picano, E.; Chiara Scali, M.; Ciampi, Q.; Lichtenstein, D. Lung Ultrasound for the Cardiologist. J Am Coll Cardiol Img. 2018; 11 (11): 1692-1705.
5. Remesal Blanco, S.; Fuente Gaforio, A.; Honrado Galán, B.; Mateos González, M.; Torres Macho, J.; García de Casasola Sánchez, G. Utilidad de la ecografía clínica en el diagnóstico del paciente con disnea. Galicia Clin 2016; 77 (4): 161-169.
6. Volpicelli, G. Lung sonography. J Ultrasound Med. 2013; 32:165-171. DOI: 10.7863/jum.2013.32.1.165

Capítulo 9.

Síndrome de distrés respiratorio agudo (SDRA)

Jesús M. Nieves-Alonso
Fernando Ramasco Rueda
Rosa M. Méndez Hernández
Hospital Universitario «La Princesa» (Madrid)

1. Equipo

La ecografía pulmonar es única porque se basa predominantemente en la visualización de artefactos, en contraste con otras exploraciones en las que la anatomía se observa directamente.

Desde un punto de vista práctico, cualquier sonda ecográfica sirve para valorar el pulmón en el paciente con Síndrome de Distrés Respiratorio Agudo (SDRA), sin embargo, consideramos óptimo contar con varios transductores para hacer una evaluación integral de la anatomía pleural y de las imágenes patológicas (líneas B, consolidaciones, etc.), debido a que cada sonda presenta ventajas y desventajas en la obtención de dichas imágenes.

Al realizar una exploración pleuropulmonar se deberá elegir el modo de imagen «pulmón» en los perfiles predeterminados del equipo. A efectos prácticos, este modo consiste en la desactivación de filtros de artefactos. En caso de equipos antiguos sin esta opción, se deberá desactivar los filtros del ecógrafo, pues la intención de la ecografía pulmonar es la obtención de imágenes artefactadas.

En nuestra sistemática de exploración utilizamos 3 sondas ecográficas para un examen pulmonar completo en el paciente con SDRA:

- Lineal para valorar con alta definición la sonoanatomía de la línea pleural y cuantificar adecuadamente el número de líneas B en caso de duda.

- Convex para explorar de forma amplia y rápida los campos pulmonares anteriores y laterales

- Sectorial para la exploración de los senos costodiafragmáticos y regiones más posteriores en el paciente crítico con SDRA.

En el capítulo de ecografía pulmonar normal se realiza una descripción detallada de cada sonda con sus ventajas y desventajas.

En nuestra opinión, si solo pudiésemos contar con una sonda, elegiríamos la convex porque ofrece la mejor relación entre profundidad y resolución.

2. Colocación del paciente

Para realizar el estudio ecográfico se debe definir la posición del paciente y seguir una sistemática. En los pacientes críticos con SDRA, la exploración se realiza en la posición de decúbito supino y con abordaje anterior, lateral y parcialmente posterior. El transductor se emplea inicialmente en sentido longitudinal, es decir, perpendicular a los espacios intercostales con el marcador (punto de la pantalla) en posición cefálica. Si se localiza alguna imagen que se quiera valorar en más detalle se procederá a girar transductor 90° (posición transversa). Los brazos del paciente se deben colocar en abducción para conseguir la separación de los espacios intercostales.

Aunque habitualmente para la exploración ecográfica pulmonar basta con explorar cuatro campos por hemitórax, en el SDRA se recomienda dividir cada hemitórax en 6 campos (Figura 1), siendo los adicionales campos posteriores.

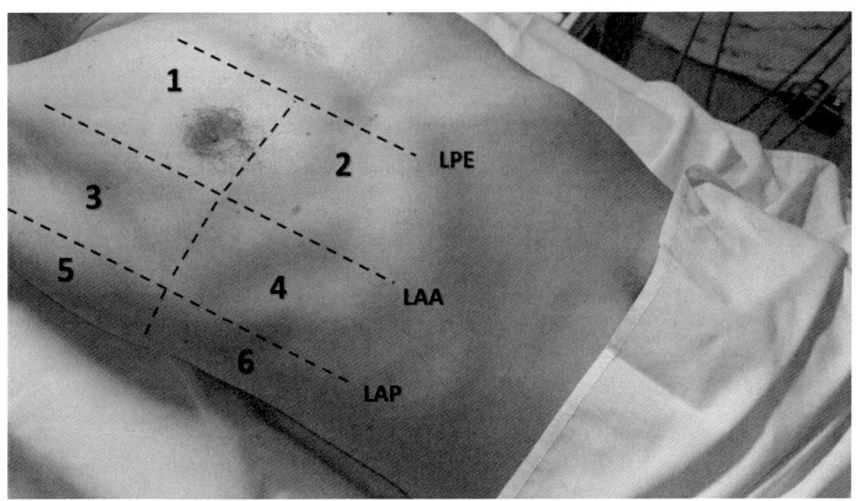

Figura 1. Colocación y zona de exploración en el hemitórax derecho. LPE: Línea paraesternal; LAA: Línea axilar anterior; LAP: Línea axilar posterior. Cuadrantes: Anterior superior (1); Anterior inferior (2), Lateral superior (3); Lateral inferior (4); Posterior superior (5); Posterior inferior (6).

3. Sistemática de exploración

Definición de SDRA:

El SDRA es una patología pulmonar inflamatoria, caracterizada por daño de la membrana alveolocapilar con permeabilidad elevada, que ocasiona edema pulmonar y alteración de la función respiratoria. El síndrome se presenta con hipoxemia, infiltrados pulmonares bilaterales, disminución de la complianza pulmonar y elevación del agua pulmonar extravascular.

El SDRA se diagnostica cuando el paciente cumple los criterios de Berlín (Tabla 1):

Criterios de Berlín para el diagnóstico y clasificación del SDRA	
Timing	Aparición de nuevos síntomas respiratorios o empeoramiento de síntomas crónicos en la primera semana de un desencadenante conocido (por ejemplo, cirugía, trauma, etc.).
Pruebas de imagen	Opacidades bilaterales, no explicadas completamente por derrame pleural, atelectasia o nódulos.
Origen del edema	Insuficiencia respiratoria no explicada totalmente por insuficiencia cardiaca o sobrecarga hídrica.
Oxigenación:	
Leve	PaO2/FiO2 200 - 300 con PEEP o CPAP ≥ 5 cmH2O
Moderado	PaO2/FiO2 100 - 200 con PEEP ≥ 5 cmH2O
Severo	PaO2/FiO2 ≤ 100 con PEEP ≥ 5 cmH2O

Tabla 1. Criterios de Berlín del síndrome de distrés respiratorio agudo: CPAP: Presión positiva continua en la vía aérea; FiO2: Fracción inspirada de oxígeno; PaO2: Presión arterial de oxígeno; PEEP: Presión positiva teleespiratoria; SDRA: Síndrome de Distrés Respiratorio Agudo.

Se debe colocar la sonda en la ventana acústica de forma longitudinal (paralela al eje del cuerpo), para ver dos arcos costales y la línea pleural entre ambos. (Figura 2A). En caso de encontrar patología a nivel de la pleura o subpleural, se rotará la sonda 90º para obtener un plano transversal (Figura 2B) y obtener en mayor detalle datos patológicos como, por ejemplo, cuantificar el número de líneas B en el espacio intercostal. Los modos ecográficos que se emplearán son el 2D y en menor medida el modo M.

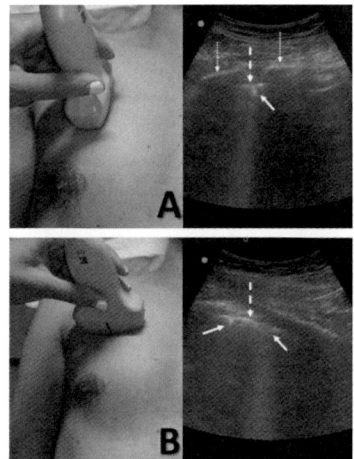

Figura 2. A: Colocación de la sonda en posición longitudinal e imagen ecográfica donde se observa pequeña consolidación subpleural. B: Colocación de la sonda en posición transversal, se observa mayor superficie de la línea pleural pudiendo ver dos consolidaciones subpleurales. Línea pleural (flecha discontinua); Consolidación subpleural (flecha continua); arco costal (línea punteada).

Con esta sistemática se irán explorando los 12 campos pulmonares descritos previamente apuntando en cada uno de ellos los hallazgos encontrados. La exploración de 12 campos realizada por un ecografista con experiencia se realiza en alrededor de 10 minutos.

4. Hallazgos ecográficos

La tomografía computarizada (TAC) pulmonar es el *gold standard* para el diagnóstico y seguimiento del paciente con SDRA. Sin embargo, es una prueba costosa que genera una cantidad de radiación importante para el paciente y que además requiere del traslado de un enfermo crítico a la sala del escáner, siendo todos estos factores que limitan su repetición diaria o frecuente. Por otra parte, las aplicaciones informáticas que cuantifican el edema pulmonar mediante TAC requieren horas para obtener un análisis cuantitativo y solo son realizadas en un número limitado de centros especializados.

Entre las técnicas de imagen a pie de cama, la ecografía pulmonar ha ganado una posición de liderazgo en los últimos años para la evaluación y seguimiento de la insuficiencia respiratoria aguda, incluido el paciente con SDRA.

Ecográficamente, el SDRA se caracteriza por:

Patrón B difuso, debido a una grave pérdida de aireación. A diferencia del edema cardiogénico, la pérdida de aireación no es homogénea, por lo que se observan regiones normales (áreas preservadas) cercanas a regiones afectadas. En estas últimas la línea pleural es irregular, con frecuentes consolidaciones subpleurales (Figura 3 - Vídeo 1).

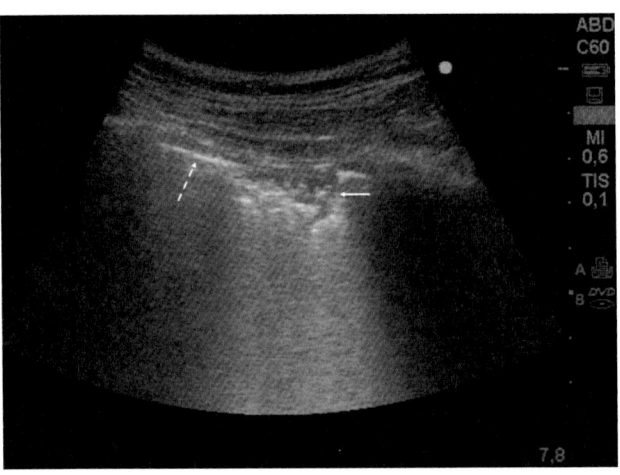

Figura 3. Campo pulmonar anterior de paciente con síndrome de distrés respiratorio agudo visualizado mediante sonda convex en posición longitudinal. La flecha discontinua señala la línea pleural, que se ve interrumpida por una imagen de desgarro con tejido parcialmente hepatizado (flecha continua). Esta es la imagen de una consolidación subpleural también conocida como signo del desgarro (*Shred sign*, en inglés).

Consolidaciones pulmonares posteriores, visualizadas por ecografía como un patrón similar al tejido hepático (hepatización pulmonar) son casi constantes, con escaso o ausente derrame pleural (Vídeo 2). El deslizamiento pulmonar puede encontrarse disminuido o ausente (Vídeo 1).

Mientras que en el edema pulmonar cardiogénico las líneas B son homogéneas, simétricas, ascendentes (como los crepitantes auscultatorios) y con una línea pleural normal, las líneas B del SDRA son heterogéneas, parcheadas y con engrosamiento pleural asociado (Figura 4 - Vídeo 3).

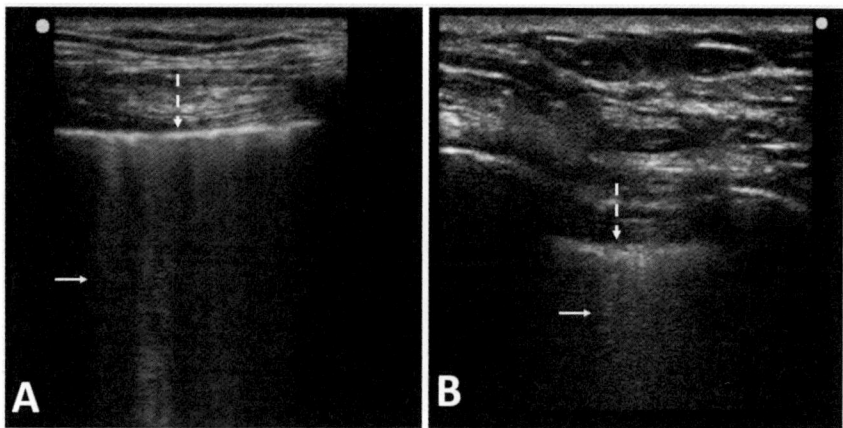

Figura 4. Línea pleural (Flecha continua) y líneas B (Flechas discontinuas) visualizadas mediante sonda lineal en posición longitudinal. A) Línea pleural de grosor normal y líneas B en paciente con Edema agudo de pulmón. B) Línea pleural engrosada y poco definida además de líneas B en paciente con SDRA.

Es posible también observar líneas B en campos anteriores en pacientes con neumonía bacteriana, sin embargo, es estos casos se suelen localizar en un solo cuadrante y de forma unilateral.

Score de Ultrasonido Pulmonar (LUS Score)

Con la intención de cuantificar la pérdida de volumen pulmonar en el paciente con SDRA, se ha desarrollado un Score de ultrasonido pulmonar (LUS Score por sus siglas en inglés). Para calcularlo es necesario explorar las 6 áreas pulmonares previamente descritas en cada hemitórax (12 áreas en total).

Cada área debe ser explorada en busca de los 4 patrones de aireación pulmonar (Figura 5) (Vídeo 4):

Normal (0 puntos): deslizamiento pleural y/o pulso pulmón con presencia de líneas A o menos de 3 líneas B en un espacio intercostal. Pérdida moderada de aireación pulmonar (Perfil B1 = 1 punto): ≥ 3 líneas B separadas/espacio intercostal. Pérdida severa de aireación pulmonar (Perfil B2 = 2 puntos): Múltiples líneas B coalescentes +/- Consolidaciones subcostales. Consolidación pulmonar (3 puntos): Se observa hepatización del parénquima pulmonar lo que equivale a ausencia de aireación pulmonar.

Tras explorar las 12 áreas pulmonares se apuntan los valores obtenidos en cada una de ellas. Se debe asignar el mayor puntaje encontrado en cada área. El LUS Score entonces puede variar entre 0 y 36 puntos en total o entre 0 y 18 puntos en cada hemitórax.

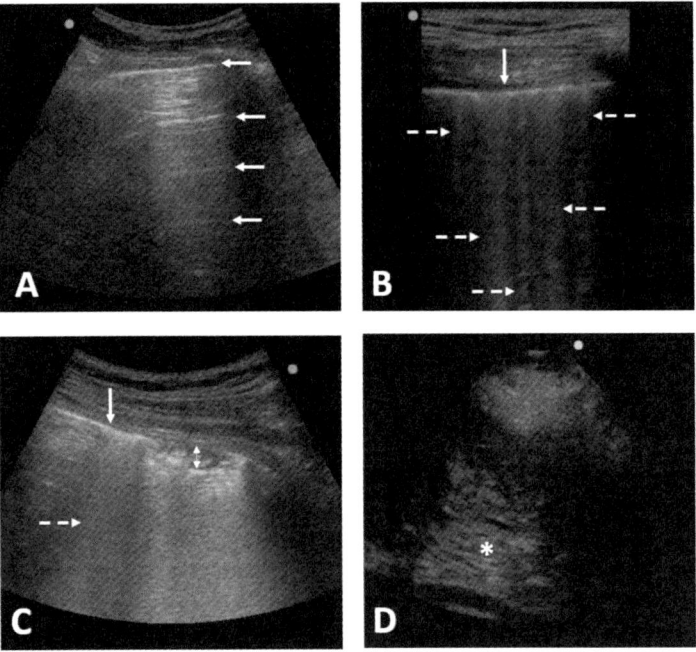

Figura 5. Patrones ecográficos del síndrome de distrés respiratorio agudo A) Patrón A = 0 puntos (pulmón normal); B) Patrón B1 = 1 punto: Pleura irregular con líneas B separadas; C) Patrón B2 = 2 puntos: líneas B coalescentes con o sin consolidación subpleural; D) Consolidación lobar = 3 puntos. Línea pleural (Flecha continua), líneas B (Flechas discontinuas), consolidación subpleural (flecha doble), consolidación lobar (asterisco).

Morfología del SDRA:

Basado en la distribución del edema pulmonar, se pueden definir dos fenotipos de SDRA en función de las imágenes obtenidas en la TAC pulmonar (Figura 6):

Focal: Consolidaciones aisladas de dominancia dorsal e inferior bilateral.

No focal: Presencia de opacificaciones difusas o parcheadas con o sin consolidaciones dorsales.

El LUS Score es una herramienta fiable para la determinación a pie de cama de la morfología del SDRA (Figura 6).

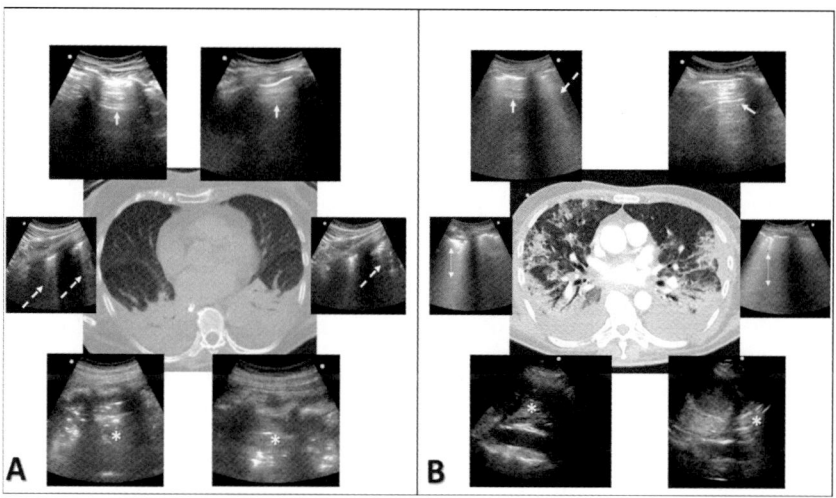

Figura 6. Morfología del síndrome de distrés respiratorio agudo comparando un corte de tomografía computarizada pulmonar con la exploración ecográfica. A) Morfología focal. B) Morfología no focal. Línea pleural (Flecha continua) y líneas B (Flechas discontinuas), consolidación subpleural (flecha doble), consolidación lobar (asterisco).

La diferenciación de la morfología es relevante clínicamente porque se ha relacionado el fenotipo no focal como susceptible de responder a maniobras de reclutamiento alveolar mientras que el fenotipo focal responde mejor a la ventilación mecánica en prono.

Por esta razón se han propuesto varios sistemas de valoración ecográficos enfocados a identificar si el paciente con SDRA presenta una forma focal o no focal sin necesidad de realizar TAC pulmonar (Ver punto 5 «Algoritmo diagnóstico»).

Predicción de mortalidad:

El LUS Score se ha correlacionado con la mortalidad de los pacientes con SDRA. En el estudio de Zhao de 2015 se encontraron diferencias en la mortalidad del LUS Score al momento del diagnóstico de 21 pacientes con SDRA. Los pacientes que sobrevivieron presentaban LUS Score de 15 5 Vs 20 5 en aquellos que fallecieron (p = 0,022). Además, el LUS Score se correlacionó con la medición del agua extravascular pulmonar (ELWI) del sistema PiCCO® ($r2 = 0,906$ $p < 0,01$). El área bajo la curva (ROC) de LUS Score para predecir mortalidad fue de 0,846 0,91 con el punto de corte en 16,5.

Reclutamiento alveolar:

La ecografía pulmonar puede guiar las maniobras de reclutamiento pulmonar para encontrar la presión de apertura, la presión de colapso y la posible sobredistensión de regiones pulmonares (especialmente anterosuperiores). Utilizando la clasificación del LUS Score, se pueden realizar maniobras de reclutamiento alveolar enfocando el ecógrafo en zonas potencialmente reclutables (zonas con LUS SCORE de 2 y 3 principalmente). La disminución de uno o más puntos del LUS SCORE en dicha zona indicará apertura alveolar (Figura 7 - Vídeo 5). Por otra parte, la disminución del deslizamiento pulmonar y presencia de pulso pulmón (movimiento de la línea pleural en sincronía con el latido cardiaco), en especial de campos anteriores, nos orientará de sobredistensión por PEEP elevada.

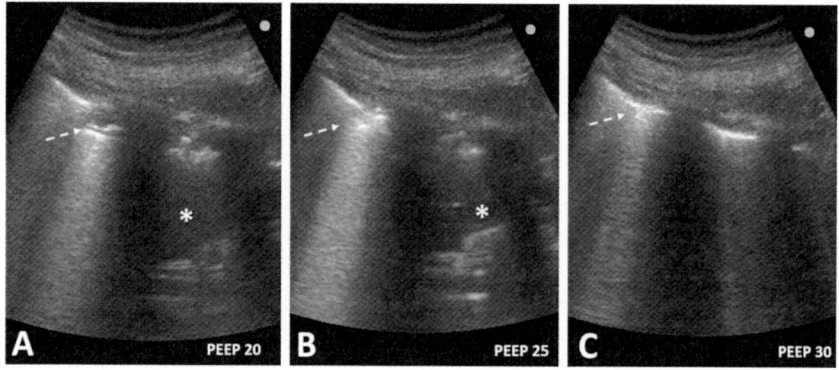

Figura 7. Reclutamiento alveolar observado mediante ecografía pulmonar. Sonda convex en campo inferolateral. Se observa como la consolidación subpleural (flecha discontinua) en la imagen «A» abre parcialmente en «B» al pasar de 20 a 25 de Presión positiva teleespiratoria (PEEP). Posteriormente al aumentar PEEP de 25 a 30 en «C», la zona de consolidación completa (asterisco) pasa a patrón de líneas B coalescentes.

Destete respiratorio de la ventilación mecánica:

El colapso alveolar postextubación puede ser una causa del fracaso del destete; puede deberse a la pérdida de reclutamiento después de la reducción de la presión intratorácica positiva o al aumento del agua pulmonar extravascular debido a un aumento en la precarga del ventrículo izquierdo.

La ecografía pulmonar se puede utilizar durante el destete de la ventilación mecánica para identificar a los pacientes con alto riesgo de fracaso de la extubación. En particular, al final de una prueba de respiración espontánea de una hora, un LUS Score > 17 identifica con una especificidad del 90 % a los pacientes con alto riesgo de fracaso de extubación, mientras que una LUS Score ≤ 12 se identifica con un 90 % de sensibilidad al éxito de extubación.

Complicaciones asociadas a la ventilación mecánica:

Barotrauma: La exploración ecográfica pulmonar es una herramienta útil en la detección precoz de barotrauma del paciente en ventilación mecánica. Además de los signos ecográficos clásicos del neumotórax (ausencia del deslizamiento pleural y *lung point*), en el paciente crítico con SDRA que presente de derrame pleural y barotrauma puede observarse el denominado «punto hídrico», que es la interfaz entre líquido y aire que en muchos casos puede alternarse de forma rítmica con el ciclo respiratorio (Punto hídrico dinámico) (Figura 8 y Vídeo 6).

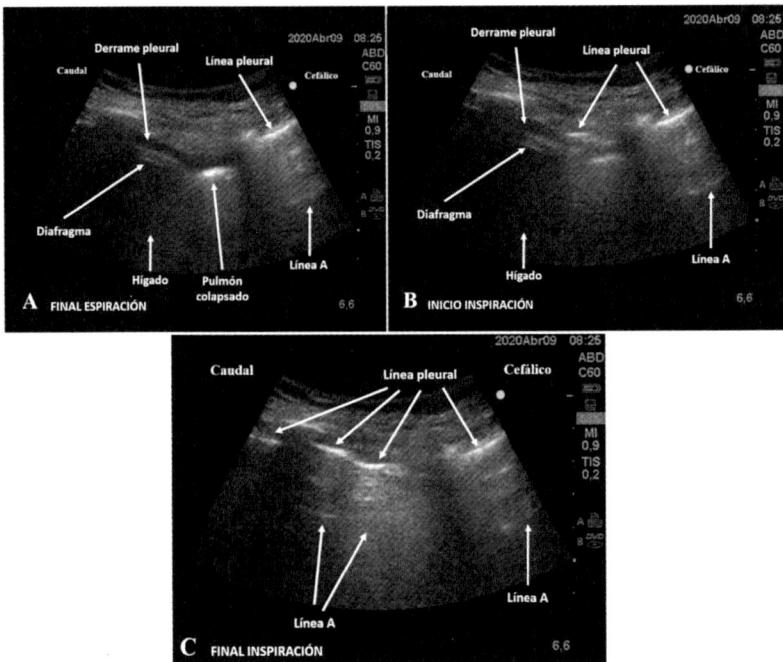

Figura 8. Punto hídrico dinámico durante el ciclo respiratorio obtenida a través de sonda convex en octavo y noveno espacio intercostal derecho con línea media axilar (plano sagital). A) Final espiración: Se observan diafragma e hígado, así como espacio anecoico entre el diafragma y la pared torácica (derrame pleural). En el espacio intercostal más cefálico se evidencian líneas A sin deslizamiento pleural (neumotórax). B) Inicio de inspiración: El patrón A observado en el extremo cefálico se empieza a desplazar caudalmente borrando todas las imágenes ecográficas subpleurales. C) Final de inspiración: Se observa solo el patrón A sin deslizamiento pleural en todos los espacios intercostales. El dinamismo del punto hídrico se debe a la fuga de aire del barotrauma desplazándose en sincronía con el ciclo respiratorio.

Atelectasia pulmonar completa: Puede producirse principalmente por intubación selectiva del bronquio derecho o por obstrucción de un bronquio principal por secreciones. En campos anteriores se podrá observar el signo del «pulso pulmón» en vez de un deslizamiento pleural normal. Además, en el campo lateral inferior o posterior inferior encontraremos movimiento sincrónico de la base pulmonar colapsada con el latido cardiaco (pulso pulmón directo) y abolición del movimiento del hemidiafragma ipsilateral durante el ciclo respiratorio (Vídeo 7). Todos estos signos son más evidentes en caso de atelectasia completa del pulmón izquierdo por su cercana relación con el corazón.

Neumonía asociada a la ventilación mecánica (NAVM): Es una complicación frecuente en pacientes con SDRA y habitualmente para su diagnóstico se requiere de cultivo de secreciones bronquiales. La aparición reciente de broncograma aéreo dinámico parece ser un signo específico de NAVM que justifica el inicio de antibioterapia empírica (Figura 9 - Vídeo 8). Sin embargo, no es muy sensible ya que no es visible en todas las consolidaciones neumónicas.

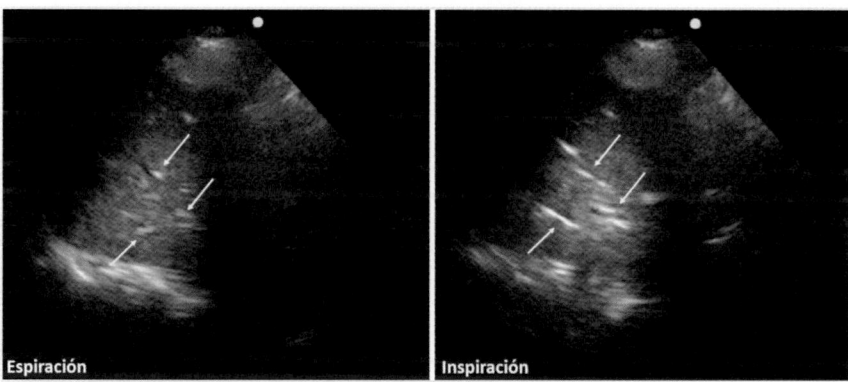

Figura 9. Broncograma aéreo dinámico: Se define como el movimiento dinámico centrífugo durante la inspiración del artefacto hiperecoico (Imagen tubular blanca dinámica) dentro de una consolidación pulmonar.

5. Algoritmo diagnóstico

Para la identificación ecográfica de la morfología del SDRA, se han propuesto varios modelos diagnósticos, de estos consideramos que el denominado «Algoritmo de Ámsterdam» (Figura 10) es el más útil para diferenciar entre ambos fenotipos. En el estudio de Pierrakos de 2021 el algoritmo de Ámsterdam presentó sensibilidad de 78 %, especificidad de 100 %, VPP: 100 % y VPN: 83 % con una precisión de 89 % para la identificación de la morfología del SDRA comparado con TAC pulmonar.

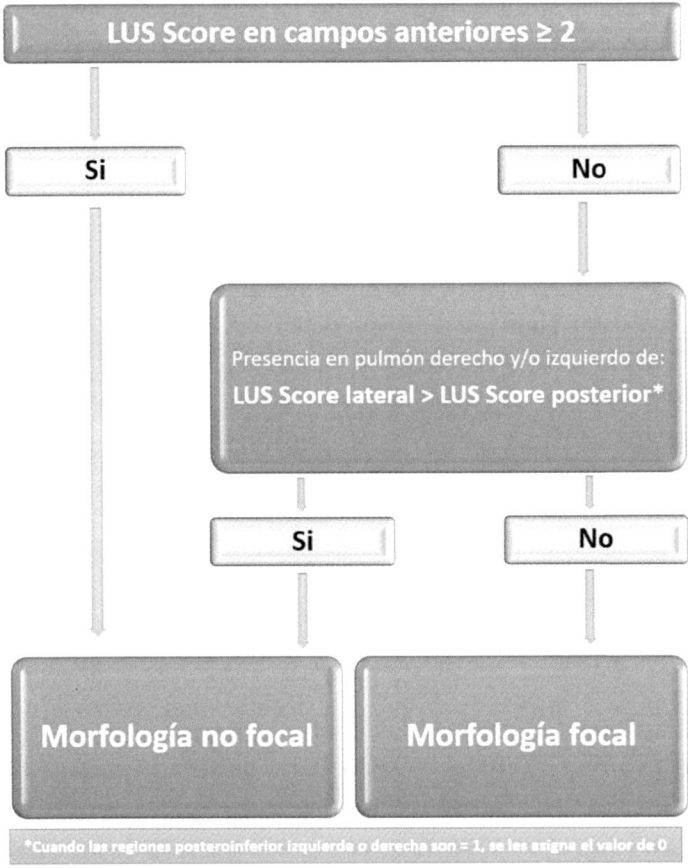

Figura 10. Algoritmo de Ámsterdam para la determinación de la morfología del síndrome de Distrés respiratorio agudo.

6. Algoritmo de resolución

A continuación, presentamos nuestra sistemática de exploración y toma de decisiones en el paciente crítico con SDRA (Figura 11):

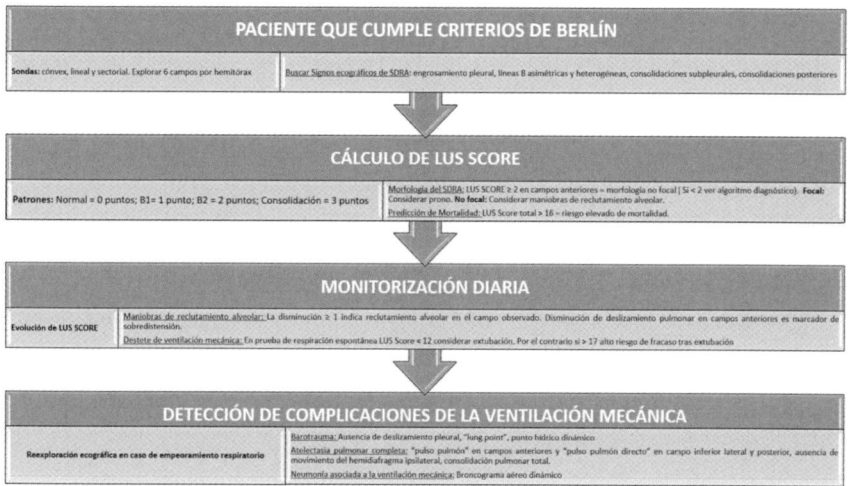

Figura 11. Secuencia de exploración y toma de decisiones en el paciente crítico con síndrome de Distrés respiratorio agudo.

7. Puntos claves

El SDRA es una patología pulmonar inflamatoria, caracterizada por daño de la membrana alveolocapilar, con permeabilidad elevada que ocasiona edema pulmonar y alteración de la función respiratoria.

La ecografía pulmonar ha ganado una posición de liderazgo en los últimos años para la evaluación y seguimiento de la insuficiencia respiratoria aguda, incluido el paciente con SDRA.

Los hallazgos característicos de la ecografía en el SDRA incluyen zonas de parénquima pulmonar normal (Patrón A), con zonas afectadas en diferentes grados (disminución moderada, severa y total de la aireación pulmonar).

Mediante ultrasonidos es posible cuantificar la cantidad de parénquima afectado, el grado de edema pulmonar y la morfología del SDRA, permitiendo no solo el diagnóstico, sino aportando información al clínico para el manejo de la ventilación mecánica en el paciente crítico.

La ecografía pulmonar se muestra además como una herramienta útil para orientar la predicción de la mortalidad y el riesgo de extubación en estos pacientes. De igual forma es útil para el diagnóstico precoz de complicaciones asociadas a la ventilación mecánica como el barotrauma, atelectasia pulmonar total y la neumonía.

8. Bibliografía

Lichtenstein, D. A. (2014). Lung ultrasound in the critically ill. Annals of intensive care, 4(1), 1-12.

Costamagna, A.; Pivetta, E.; Goffi, A.; Steinberg, I.; Arina, P.; Mazzeo, A. T., ... & Fanelli, V. (2021). Clinical performance of lung ultrasound in predicting ARDS morphology. Annals of intensive care, 11 (1), 1-8.

Pierrakos, C.; Smit, M. R.; Pisani, L.; Paulus, F.; Schultz, M. J.; Constantin, J. M., ... & Bos, L. D. (2021). Lung ultrasound assessment of focal and non-focal lung morphology in patients with acute respiratory distress syndrome. Frontiers in physiology, 1482.

Mongodi, S.; Bonaiti, S.; Stella, A.; Colombo, A.; Santangelo, E.; Vaschetto, R., ... & Mojoli, F. (2019). Lung ultrasound for daily monitoring and management of ARDS patients. Clinical Pulmonary Medicine, 26 (3), 92-97.

Chiumello, D.; Mongodi, S.; Algieri, I.; Vergani, G. L.; Orlando, A.; Via, G., ... & Mojoli, F. (2018). Assessment of lung aeration and recruitment by CT scan and ultrasound in acute respiratory distress syndrome patients. Critical care medicine, 46 (11), 1761-1768.

Alonso, J. M. Nieves *et al.* "Hydro-Point in a ventilated COVID-19 patient with hydropneumothorax secondary to barotrauma." *Revista Española de Anestesiología y Reanimación* (English Edition) 68.9 (2021): 553-554.

Alonso, J. N.; Hernández, R. M.; Rueda, F. R., & Roca, A. P. (2020). Lung pulse visualized through pleural effusion as a diagnostic sign of complete obstructive atelectasis of the left lung in a critical patient with respiratory failure. Revista Española de Anestesiología y Reanimación (English Edition), 67 (7), 400-403.

Capítulo 10.

Ecografía pulmonar en pacientes con infección por covid-19

Esteban Osorio Salazar
José Mª Sistac Ballarín
Clinica Perpetuo Socorro. Lleida
Hospital Universitario Arnau de Vilanova. Lleida

1. Equipo

Se puede utilizar indistintamente una sonda ecográfica u otra, en función de las características clínicas que queramos explorar. Si utilizamos la sonda lineal (15-18 MHz) podemos realizar un estudio adecuado de la línea pleural y de la pared torácica en general. Si utilizamos la zona convexa podemos alcanzar mayor profundidad, como es el caso de un derrame pleural o de una atelectasia. En el caso de la sonda sectorial, podemos hacer un rastreo pulmonar de todos los campos durante la exploración ecocardiográfica y obtendremos imágenes similares a la sonda convexa.

No se requiere un ecógrafo sofisticado y podemos usar diferentes tipos de sondas.

- Modo 2D y eliminar todo tipo de filtros.
- Colocar el foco en la línea pleural.
- El ecógrafo tiene que entrar siempre vertical (entre dos costillas, buscando el «signo del murciélago») y perpendicular a la super-

ficie torácica, con un ligero movimiento de balanceo o *tilting* hacia el mediastino anterior.

- En obesos puede emplearse la sonda convexa o de baja frecuencia y en exploraciones pleurales y subpleurales se puede utilizar la sonda lineal de alta frecuencia. La profundidad en el plano anterior: 9-12 cm y en el plano más lateral: 12-20 cm de profundidad. En sonda lineal se alcanzan hasta 6 cm de profundidad.

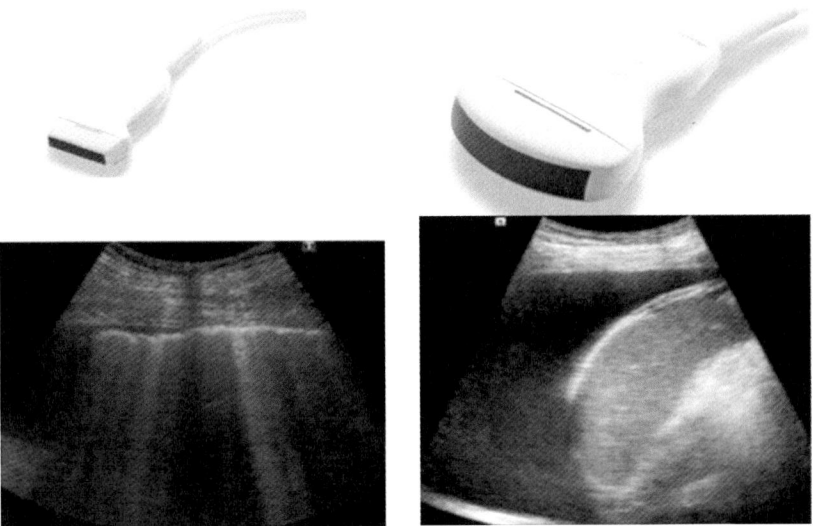

Figura 1. Sonda lineal. Presencia líneas B. **Figura 2.** Sonda convexa. Presencia de Derrame pleural.

2. Colocación del paciente

En pacientes con infección por SARS-coV-2 se debe minimizar el esfuerzo físico al lateralizar o mover al paciente durante la exploración ecográfica, con lo cual se prefiere realizar la ecografía a pie de cama en decúbito supino. En esta posición obtendremos aproximadamente el 60-70 % de las imágenes pulmonares (40 % en decúbito prono) y nos ayudará a determinar su estado actual según el patrón ecográfico. También en situaciones de emergencias podemos determinar en pocos segundos si hay presencia de complicaciones de la ventilación mecánica, como el caso del neumotórax.

3. Sistemática de exploración

Para realizar una correcta sistemática debemos dividir el tórax anterior, lateral y posterior en 12 áreas torácicas (6 en cada hemitórax): 8 anterolaterales y 4 posteriores. Si el paciente se encuentra en decúbito supino, las áreas antero-laterales vienen delimitadas por tres líneas longitudinales: línea paraesternal, axilar anterior y axilar posterior. Debemos tomar como referencia la línea mamaria para delimitar los campos superiores de los inferiores. En la misma posición y separando las extremidades superiores del paciente, podemos acceder a los campos laterales (área 3, 4 de la figura). Los campos posteriores los podemos abordar si el paciente se encuentra en decúbito lateral o en posición prono. Los campos posteriores son delimitados por la línea paravertebral y el margen de la escápula.

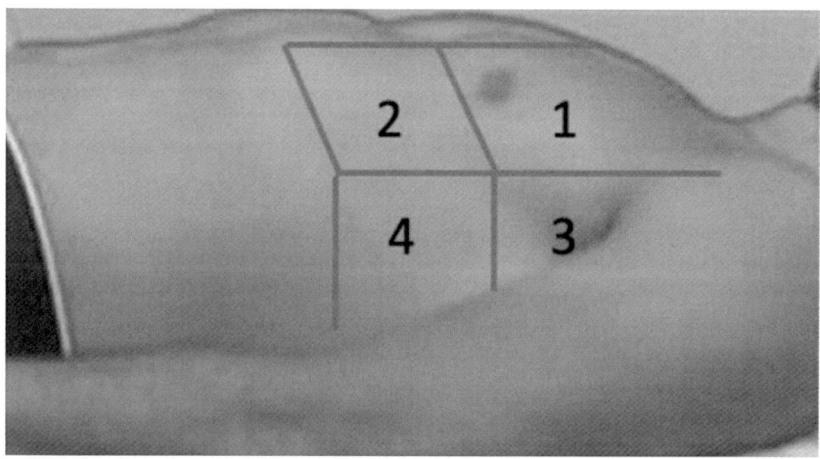

Figura 3. Áreas torácicas anteriores y laterales.

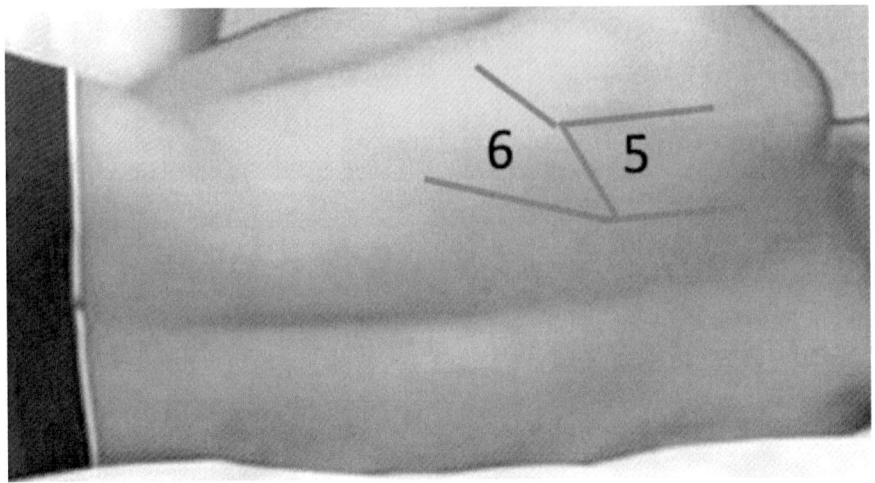

Figura 4. Áreas torácicas posteriores.

4. Hallazgos ecográficos pulmonares en la infección por covid-19

La ecografía pulmonar permite a través del estudio de artefactos reflejados por el ultrasonido, realizar un abordaje no invasivo, no ionizante, en la cabecera del enfermo y en tiempo real. Es más sensible y específica que la auscultación y la radiografía de tórax para el diagnóstico de derrame pleural, síndrome alveolo intersticial y consolidaciones alveolares entre otros. Los pulmones siempre se han considerado un órgano no valorable por ecografía, dada la limitación de los ultrasonidos para atravesar el aire y los huesos. Aproximadamente un 95-99 % de los ultrasonidos son reflejados al entrar en contacto con el aire. Pero esto puede ser visto como un «hándicap» o como una ventaja para ver alteraciones pleuropulmonares.

Patrones ecográficos pulmonares

Cuando el pulmón está aireado, el pulmón se comporta como un espejo. Los ultrasonidos se reflejan al entrar en contacto con el aire y se generan artefactos de reflexión en profundidad, las líneas A. Estas líneas A son horizontales, hiperecogénicas, paralelas, y se encuentran siempre a la misma distancia entre ellas (imagen en espejo). La distancia que existe entre la línea pleural y la superficie de la sonda es la misma. No indican patología (Figura5). El fenómeno de «Sliding» pleural es una imagen dinámica hiperecogénica, obtenida por el roce de la pleural parietal con la visceral. Por lo tanto, si dicho movimiento no se encuentra podremos estar frente a un neumotórax (si hay ausencia de contacto entre ellas) o de una fibrosis (si las pleurales están adheridas entre ellas).

La presencia de líneas B nos habla de la existencia de líquido en el espacio intersticial. Esta cantidad de líquidos refleja el número de líneas B (síndrome intersticial). Esto se debe al paso parcial del haz de ultrasonido a través del líquido, antes de ser reflejado por el aire. Las características de dichas líneas son las mismas: deben ser hiperecogénicas, verticales, salen de la línea pleural, no se atenúan y adquieren una forma de «cola de cometa» (Figura 5). En condiciones de normalidad podemos ver aproximadamente menos de 4 líneas B por cada área pulmonar explorada.

En caso de presencia de líquido o algún otro fluido dentro de los alvéolos pulmonares (síndrome alveolar) produce que el haz de ultrasonido atraviesa esa zona ocupada y se observe un pulmón con una imagen similar al hígado «hepatización pulmonar». Se genera una imagen anatómica del pulmón (Figura 5). Podemos observar broncograma aéreo estático o dinámico.

Ecografía y covid-19

En la infección por SARS-coV-2 hemos observado una variedad de patrones ecográficos que nos ayudan a valorar la gravedad clínica del paciente, la toma de decisiones terapéuticas y estimar el pronóstico. La afectación pulmonar por COVID-19 no solo es solamente una condensación neumónica (afectación alveolar). La mayoría de los casos cursa con afectación intersticial, dado por el patrón inflamatorio del Síndrome de Distrés Respiratorio del Adulto (SDRA). Se presenta de forma heterogénea con áreas torácicas conservadas y otras severamente afectadas. También se aprecia irregularidad de la línea pleural, con disminución del *sliding*, presencia de líneas B y consolidaciones subpleurales.

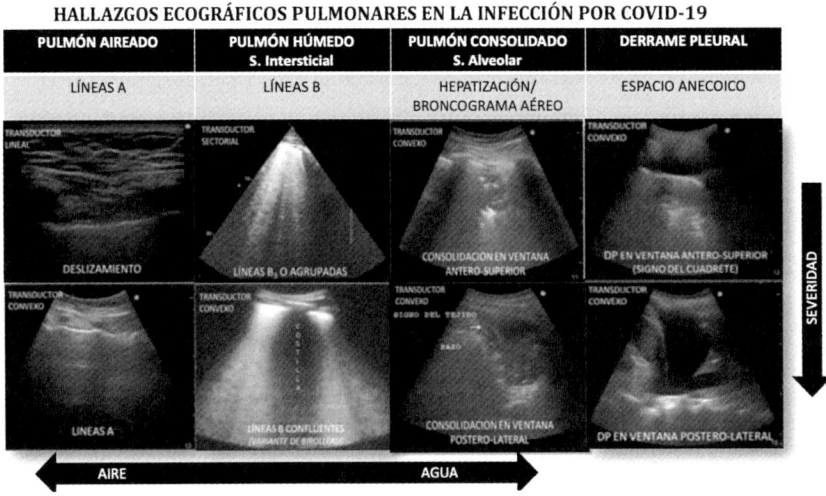

Figura 5. Hallazgos ecográficos en la infección por COVID-19.

5. Algoritmo de diagnóstico y optimización terapéutica

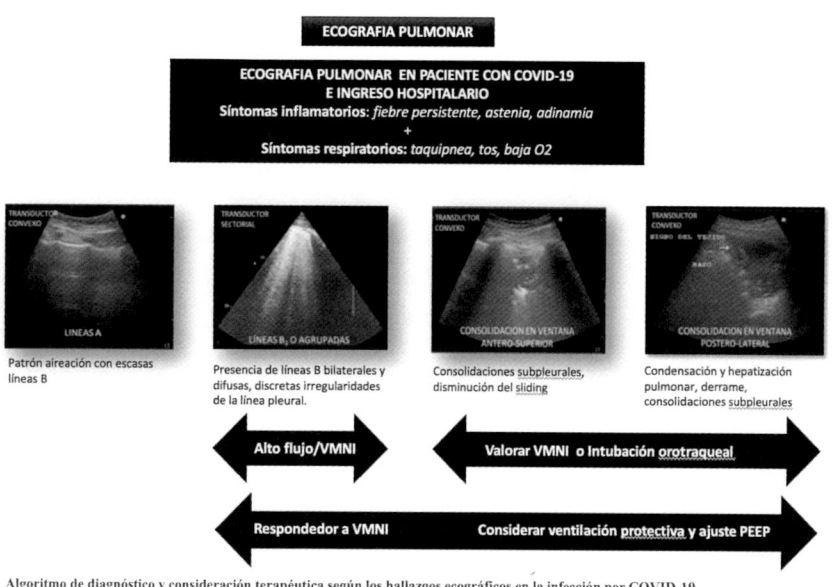

Algoritmo de diagnóstico y consideración terapéutica según los hallazgos ecográficos en la infección por COVID-19

6. Puntos clave

- La ecografía pulmonar es una herramienta reproducible, rápida y confiable.
- La exploración ecográfica en pacientes con infección por COVID-19 nos ayuda a valorar la gravedad clínica del paciente, la toma de decisiones terapéuticas y estimar el pronóstico.
- La presencia de líneas A nos habla de un patrón de aireación. Es una imagen en espejo de la línea pleural.
- La presencia de líneas B nos habla de un patrón intersticial. Esta cantidad de líquidos refleja el número de líneas B (cola de cometa).

- En la afectación pulmonar por COVID-19 no solo hay afectación alveolar. También hay afectación intersticial secundario al SDRA.

7. Bibliografía

1. Volpicelli, G.; Elbarbary, M.; Blaivas, M.; Lichtenstein, D. A.; Mathis, G.; Kirkpatrick, A. W. *et al.* International Liaison Committee on Lung Ultrasound (ILC-LUS) for International Consensus Conference on Lung Ultrasound (ICC-LUS). International evidence-based recommendations for point-of-care lung ultrasound. Intensive Care Med. 2012; 38: 577-91.

2. Smith, M. J.; Hayward, S. A.; Innes, S. M.; Miller, A. Point-of-care lung ultrasound in patients with COVID-19. A narrative review. Anaesthesia. 2020.

3. Peng, Q. Y.; Wang, X. T.; Zhang, L. N. Chinese Critical Care Ultrasound Study Group (CCUSG). Finding of lung ultrasonography of novel coronavirus pneumonia during the 2019-2020 epidemic. Intensive Care Med 2020 Mar 12. doi: 10.1007/s00134-020-05996-6.

4. Lichtenstein, D. A.; Mezière, G. A. Relevance of lung ultrasound in the diagnosis of acute respiratory failure: The BLUE protocol. Chest. 2008; 134: 117-25. http://dx.doi.org/10.1378/chest.07-2800.

5. Pérez Pallarés, J.; Flandes Aldeyturriaga, J.; Cases Viedma, E.; Cordovilla Pérez, R. SEPAR-AEER consensus recommendations on the usefulness of the thoracic ultrasound in the management of the patient with suspected or confirmed infection with COVID-19. Arch Bronconeumol. 2020; 56 Suppl 2: 27-730105.

6. Chiumello, D.; Umbrello, M.; Sferrazza Papa, G. F.; Angileri, A.; Gurgitano, M.; Formenti, P. *et al.* Global and regional diagnostic accuracy of lung ultrasound compared to CT in patients with acute respiratory distress syndrome. Crit Care Med. 2019; 47: 1599-606.

C

CORAZÓN Y GRANDES VASOS

Capítulo 11.

Anatomía y ecografía cardiaca.
Aorta y venas pulmonares

María Serna Gandía
Hospital de Denia. Alicante

La evaluación de la aorta debe ser complementaria a la ecocardiografía de rutina. Su uso permite no solo el diagnóstico, sino también el seguimiento de las patologías de aorta. La ecografía ayuda a valorar el tamaño, las propiedades de las paredes y la presencia de aterosclerosis.

La ecografía transtorácica (ETT) no es la técnica ideal para el estudio de la aorta, pero puede ser diagnóstica y complementaria a un estudio transesofágico (ETE) o un TAC. Sirve en algunos casos como método de *screening*, ya que se trata, a día de hoy, de una exploración muy accesible.

La ETT permite visualizar mejor la raíz aórtica, la aorta ascendente y la aorta abdominal. La ETE cubre los puntos ciegos de la ETT, aportando imágenes de la aorta torácica, de manera que ambas técnicas se complementan entre sí.

Las aplicaciones de la ecografía vascular en diversos procedimientos y técnicas diagnósticas son fundamentales en el entorno de la unidad de cuidados intensivos (UCI) y en el perioperatorio.

Dimensiones y características de la aorta

Las medidas de la aorta obtenidas a partir de ecografía son precisas y reproducibles, siendo comparables a las obtenidas mediante un TAC o una RMN (Figura 1).

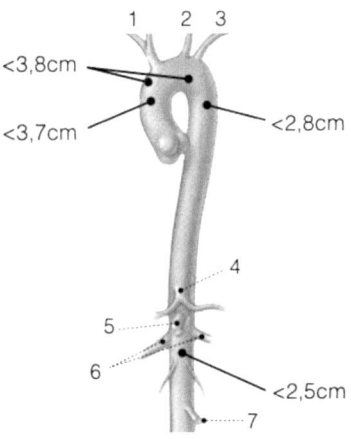

Figura 1. Tamaño aórtico y ramas arteriales. 1, tronco braquiocefálico; 2, a. carótida izq.; 3, a. subclavia izq.; 4, tronco celíaco; 5, a. mesentérica superior; 6, a. renales; 7, a. mesentérica inferior.

Figura 2. Anatomía de la raíz aórtica en un plano PEL. La flecha de puntos indica el diámetro del anillo aórtico. 1, senos de Valsalva; 2, unión sinotubular; 3, aorta tubular ascendente.

El diámetro de salida de la aorta se mide a través de un plano paraesternal longitudinal (PEL), a nivel de la válvula aórtica en sístole. A continuación, se miden el seno de Valsalva, la unión sinotubular y la aorta ascendente (AoA). En adultos, un diámetro de 2.1cm/m2 se considera el umbral máximo de la AoA. La ETT es suficiente para medir el tamaño de la raíz aórtica, siempre que la ventana acústica lo permita (Figura 2).

A continuación, el arco aórtico se puede obtener a través de una ventana supraesternal (Figura 3) o mediante la ETE, que permite además hacer planos oblicuos, cuando la aorta presenta un trayecto tortuoso.

La aorta torácica descendente (AoD), que se inicia a partir del arco aórtico, se visualiza en la ventana PEL o en el apical 5C, pero su trayecto longitudinal se puede observar a través de un plano apical 2C (Figura 3). La aorta abdominal empieza tras su paso por el diafragma y se extiende hasta su bifurcación, dando las diferentes ramas al sistema digestivo, gonadal, renal, etc.

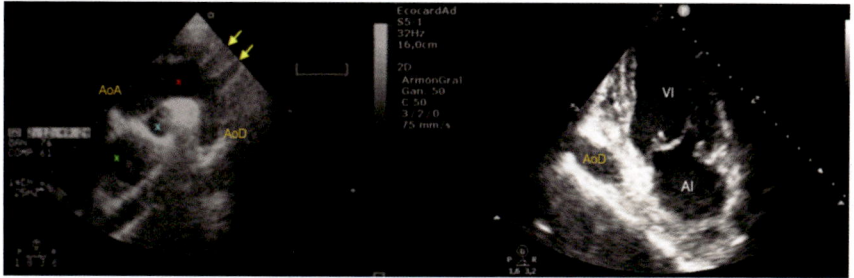

Figura 3. Aorta torácica. La imagen de la izquierda muestra el arco aórtico desde una ventana supraesternal. Las x señalan el arco aórtico (roja), la arteria pulmonar (azul), corazón (verde). Las flechas señalan la arteria carótida y la subclavia. La imagen de la izquierda muestra la aorta descendente (AoD) en un plano apical de 2C.

La aorta abdominal se observa a través de la ventana subcostal en su trayecto al lado del hígado o bien a nivel umbilical (Figura 4).

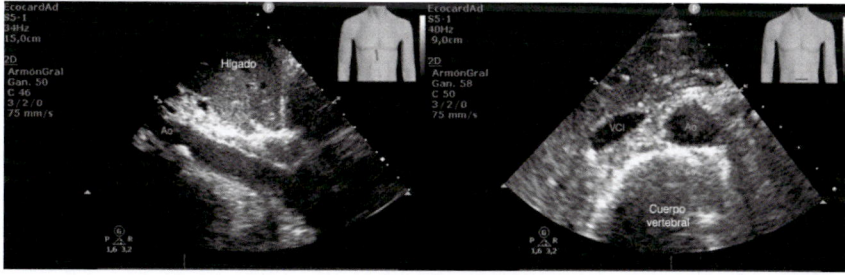

Figura 4. Aorta abdominal. En un corte longitudinal a la izquierda, a través de una ventana subcostal y la derecha en su sección transversal a nivel umbilical. Al lado puede apreciarse la cava inferior (VCI).

Patología de aorta más frecuente

Aneurismas

El aneurisma de aorta torácica se define como una dilatación de la aorta 1,5 veces su diámetro normal, consecuencia del debilitamiento de la elastina y del colágeno dentro de la capa medial de la pared arterial. Los aneurismas de aorta torácica (AAT) suelen ser saculares y se trombosan con frecuencia (Figura 5)

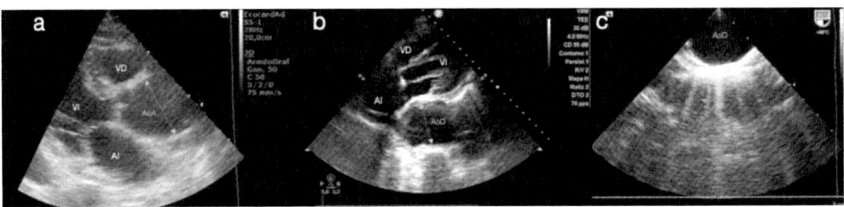

Figura 5. Aneurismas de aorta torácica. A, a nivel de la raíz; b, a nivel de aorta descendente en un plano apical donde, además, puede verse como desplaza a la aurícula izquierda; y c, a nivel de aorta descendente en una ETE.

La aterosclerosis, muchas veces asociada a HTA y a una edad mayor de 60 años son los principales factores de riesgo. A ellos se suman los antecedentes familiares, enfermedades del tejido conectivo (Marfan), VAo bicúspide o la presencia de otros aneurismas.

El aneurisma de aorta abdominal (AAA) es el aneurisma aórtico más frecuente y se define cuantitativamente por un diámetro mayor 3cm. Se consideran graves cuando superan los 5cm. Pueden ser fusiformes o saculares y suelen ser asintomáticos. Son principalmente de localización infrarrenal y suelen presentar un crecimiento de 0,2-0,5cm /año.

Clínicamente se puede presentar como una masa pulsátil, dolor abdominal, soplo abdominal o compromiso hemodinámico en miembros inferiores. También puede debutar como un cuadro de shock, en caso de rotura (Figura 6).

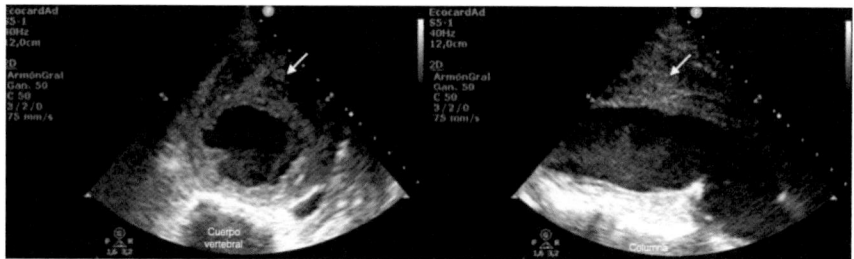

Figura 6. Rotura de aneurisma con pared trombosada. Las imágenes muestran un aneurisma con la pared anterior trombosada, en una sección transversal (izq.) y longitudinal (derecha). En la parte inferior se observa imagen hipoecogénica que representa sangre fuera de la aorta, sugestiva de rotura.

Disección

La disección de aorta representa el 85-95 % del síndrome aórtico agudo. Consiste en la separación de la íntima y la media de la aorta por la presencia de sangre, que puede ser separada parcialmente o bien a lo largo de toda su circunferencia. En el segundo caso, ofrece una imagen característica en doble carril (Figura 7). Su localización más frecuente es a 10cm de la válvula aórtica o inmediatamente distal a la arteria subclavia, pudiendo aparecer en cualquier tramo de la aorta.

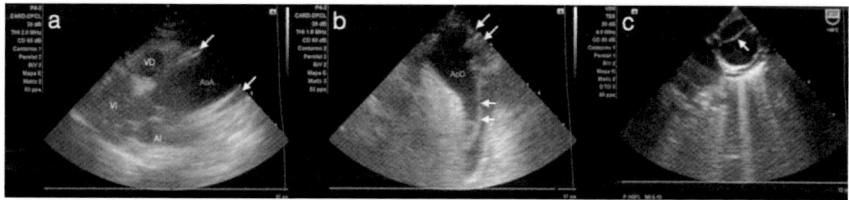

Figura 7. Disección de aorta. A, a nivel de la raíz aorta donde se observa una imagen de doble carril; b, a nivel de la AoD en una ventana supraesternal; c, a nivel de AoD en una ETE, donde se aprecia el flap de la íntima que divide la aorta en dos luces. Las flechas blancas indican el flap en todos los casos.

151

Característicamente se presenta como un cuadro de dolor precordial o dolor de espalda. Menos frecuentemente aparecen síntomas como focalidad neurológica o pérdida de consciencia, insuficiencia aórtica, taponamiento cardiaco y/o IAM.

Son factores de riesgo la HTA, el tabaco, la insuficiencia renal crónica, la broncopatía crónica y los antecedentes de accidentes cerebrovasculares.

Existen varias clasificaciones de los tipos de disección. La más utilizada es la de Standford, ya que es la mejor orienta a las opciones terapéuticas.

Venas pulmonares

El llenado de la AD a través de las venas pulmonares (VPs) se puede estudiar en una ventana apical de 4C. El Doppler color muestra el flujo pulmonar como una columna roja que alcanza el techo de la AD. El Doppler pulsado muestra el flujo de entrada en la AD. En casos complicados la ETE es una buena alternativa para obtener el flujo.

El flujo pulmonar consta de 3 ondas. Onda sistólica (S), onda diastólica (D) y la onda correspondiente a la regurgitación atrial (RA).

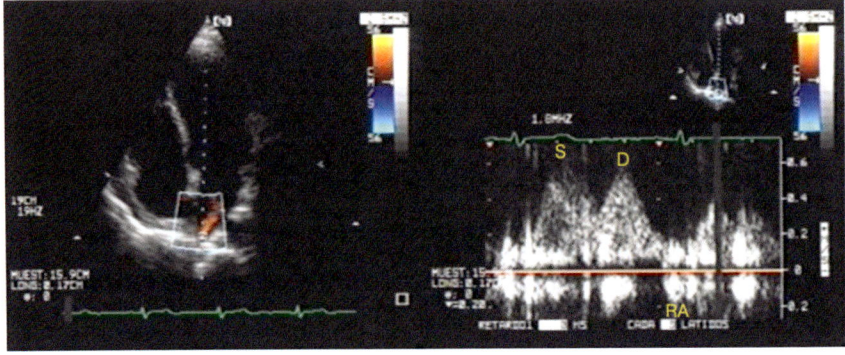

Figura 8. Flujo de venas pulmonares (VPs). En la primera imagen se muestra el Doppler color de las VPs entrando en la AD. En la derecha se ven las diferentes ondas que ofrece el Doppler espectral: onda sistólica (S), onda diastólica (D) y la onda de la regurgitación atrial (RA).

La RA se encuentra influenciada por la precarga de la AD, la contractilidad y por la presión telediastólica del VI. La velocidad del flujo aumenta fisiológicamente con la edad. El incremento de la presión de llenado del VI, aumenta de manera patológica la RA.

Bibliografía

Nazerian, P. *et al.* Integration of transthoracic focused cardiac ultrasound in the diagnostic algorithm for suspected acute aortic syndromes. Eur Heart J. 2019 Jun 21; 40 (24): 1952-1960. doi: 10.1093/eurheartj/ehz207.

Mussa, F. F. *et al.* Acute Aortic Dissection and Intramural Hematoma: A Systematic Review. JAMA. 2016 Aug 16; 316 (7): 754-63. doi: 10.1001/jama.2016.10026.

Arturo Evangelista and T. González-Alujas. Diaseases of the aorta. En Leda Galiuto. The EAE textbook of echocardiography. Oxford; 2011; 371-385.

Maurizio Galderisi and Sergio Mondillo. Assessment of diastolic function. En Leda Galiuto. The EAE textbook of echocardiography. Oxford; 2011; 140-141.

Capítulo 12.

Ecocardiografía en valvulopatías

Francisca M.ª Llobell Sala.
Hospital de Dénia. Departamento de
Anestesia y UCI. Dénia (Alicante).

1. Ecocardiografía. Recuerdo Físico

1.1. Definición

La ecocardiografía es una técnica incruenta de diagnóstico cardio-
lógico que permite el estudio anatomofuncional del corazón y grandes
vasos mediante ultrasonidos. Los modos de estudio del corazón son
el Modo M, la técnica 2D (bidimensional) -3D (tridimensional) y la
técnica Doppler.

1.2. Objetivos y Planos de estudio

Existen 2 tipos de aplicaciones: uso de aplicaciones de **ecografía
no cardiaca** (E-FAST en paciente politraumatizado y la ecografía
cardiaca como diagnóstico y seguimiento de cardiopatía (isquémica,
valvular, estructural, infiltrativa...) y como **diagnóstico rápido en el
paciente en shock (Focused Cardiac Ultrasound-FCUS)**.

Ventanas y Planos ecocardiográficos
Ventana Subcostal
Ventana Apical
Ventana Paraesternal
Ventana Supraesternal

Tabla 1: Ventanas y Planos ecocardiográficos

1.3. Tipo de transductor recomendado

Transductor	Sectorial	Convex y microconvex	Lineal
MHz	1 - 4	2 - 5	5 - 15
Penetración	Muy alta	Alta	Baja
Resolución	Baja	Media / Alta	Muy alta
Profundidad de trabajo	10 - 20 cm	5 - 20 cm	2 - 8 cm
Utilidades	Cerebro, corazón, abdomen	Tórax, abdomen, pelvis, MEQ	MEQ, vascular, ocular

Tabla 2: Características de los transductores

2.Valvulopatías: Sistemática De Exploración

Estudio ecocardiográfico básico
Posición paciente
Tipo de transductor
Ventanas ecocardiográficas
Modos ecográficos

Tabla 3: Estudio ecocardiográfico básico

2.1 Exploración clínica

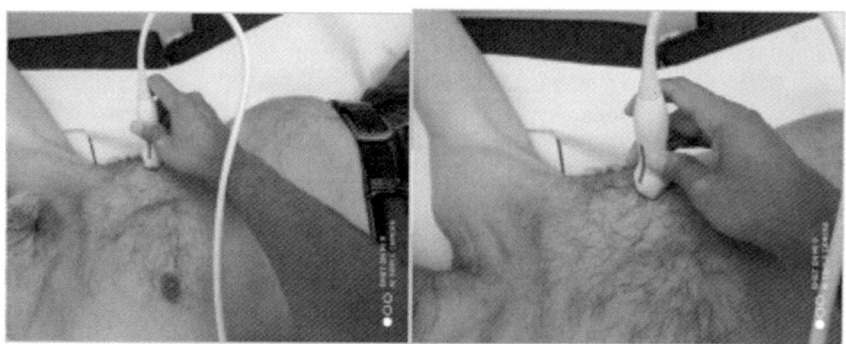

Figura 1:*Posición del paciente en decúbito supino y localización del transductor en la* **ventana Eje Paraesternal Largo (izquierda), Eje corto (VM), Eje corto (VAo) (derecha)**

(Llobell F. Obtenida en la consulta de Cardiología del Hospital de Dénia)

En la **Figura 1** se observa la posición del paciente en la consulta de Cardiología para el estudio ecocardiográfico básico, así como el tipo de transductor utilizado y la ventana ecocardiográfica utilizada.

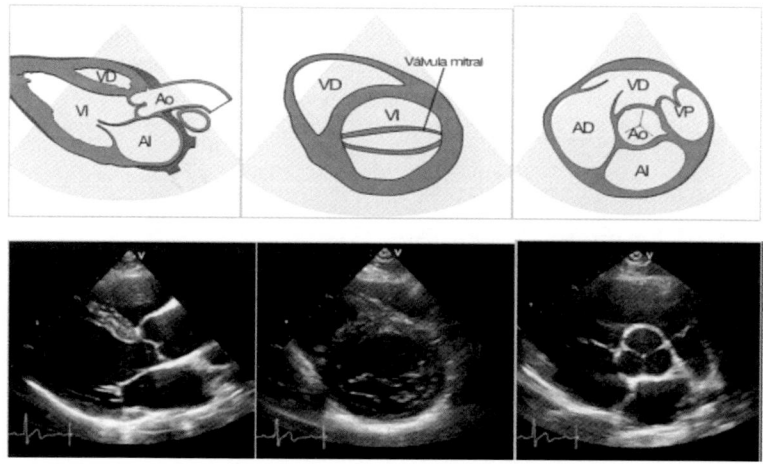

Figura 2: **Ventanas «necesarias» a explorar: Ventana Paraesternal (Eje largo y corto).** *Imagen gráfica y ecocardiográfica De izquierda a derecha: Eje*

*Paraesternal Largo, Eje corto(VM), Eje corto (VAo). Cortesía de **http://www.ecografiacardiaca.com***

En la **Figura 2** se puede observar en la parte superior la representación gráfica de las estructuras cardiacas (cortesía de http://www.ecografiacardiaca.com), correspondiendo con la imagen ecocardiográfica y la posición del paciente (Figura 2) durante la exploración en la consulta de Cardiología.

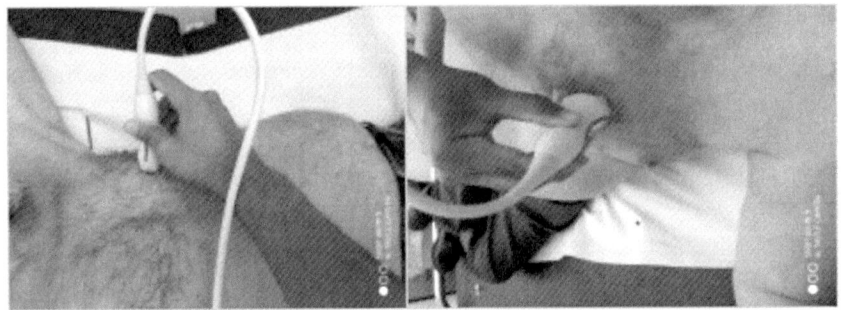

*Fig.3: **Eje Paraesternal largo** (el marcador hacia el hombro derecho-11 en punto) y **Eje Paraesternal corto** (el marcador hacia el hombro izquierdo-2 en punto). (Llobell F. Imagen obtenida en la consulta de Cardiología del Hospital de Dénia)*

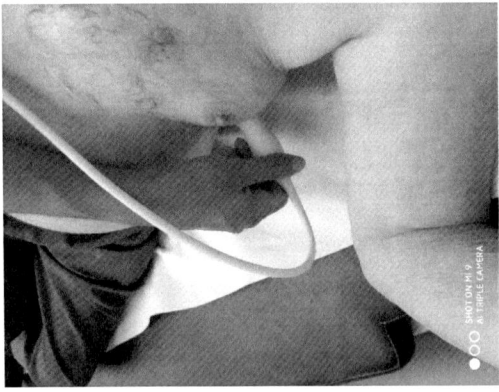

*Figura 4: **Ventana Apical (4C-5C-2C-3C)**. Paciente en decúbito lateral izquierdo*

Ventana Apical (4º-5º espacio intercostal, el marcador hacia el hombro izquierdo-3 en punto). (Llobell F. Imagen obtenida en la consulta de Cardiología del Hospital de Dénia)

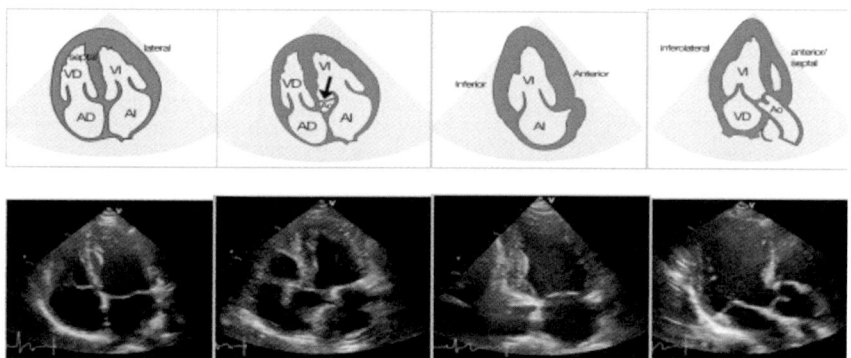

Figura 5: *Imagen gráfica y ecocardiográfica De izquierda a derecha 4 Cámaras, 5 Cámaras, 2 Cámaras, 3 Cámaras. Cortesía de http://www. ecografiacardiaca.com*

En la **Figura 5** se puede observar en la parte superior la representación gráfica de las cámaras cardiacas (cortesía de http://www. ecografiacardiaca.com), correspondiendo con la imagen ecocardiográfica y la posición del paciente (Figura 5) durante la exploración en la consulta de Cardiología.

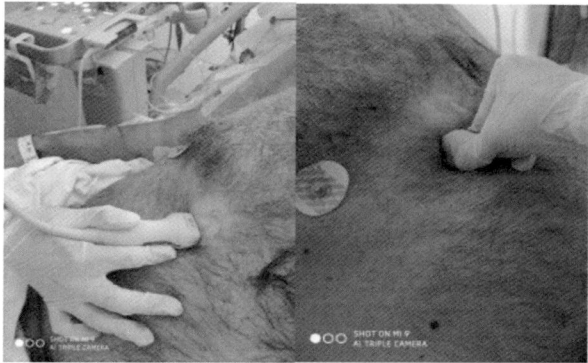

Figura 6: **Ventana Subcostal (4 Cámaras y Vena cava inferior): Decúbito supino del paciente.** *Región subxifoidea del abdomen. Apretar y desplazar el transductor con una pequeña inclinación hacia la izquierda del paciente. Marcador hacia las 3 en punto (izquierda). -Rotar 90º grados en sentido*

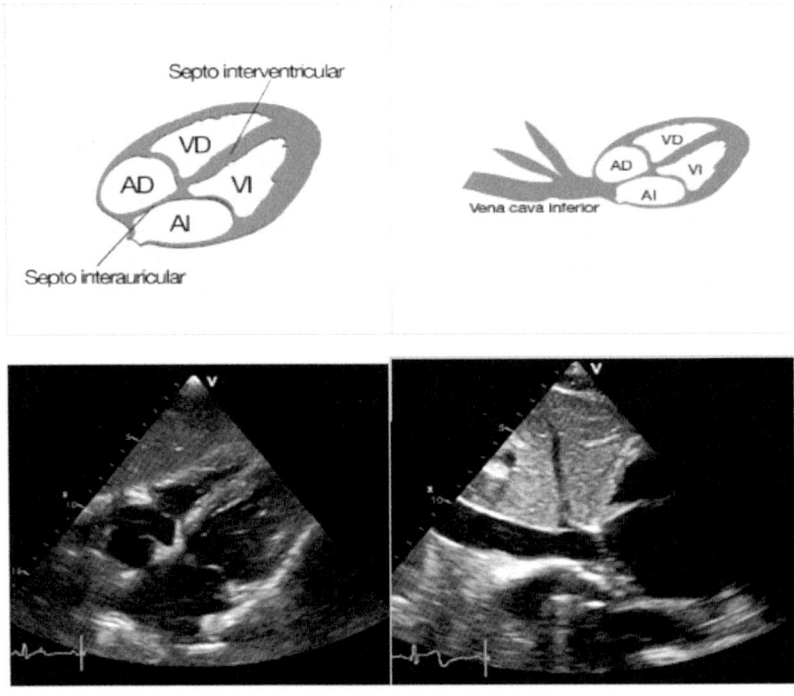

*Figura 7: Imagen gráfica (superior) y ecocardiográfica (inferior). De izquierda a derecha **Ventana Subcostal (4 Cámaras y Vena cava inferior)**. Cortesía de http://www.ecografiacardiaca.com*

En la **Figura 7** se puede observar en la parte superior la representación gráfica de las cámaras cardiacas (cortesía de http://www.ecografiacardiaca.com), correspondiendo con la imagen ecocardiográfica y la posición del paciente (Figura 7), durante la exploración en la UCI del Hospital de Dénia. El transductor se localiza en la región subxifoidea del abdomen. Apretar y desplazar el transductor con una pequeña inclinación hacia la izquierda del paciente. Marcador hacia las 3 en punto (izquierda). Rotar 90º grados en sentido antihorario.

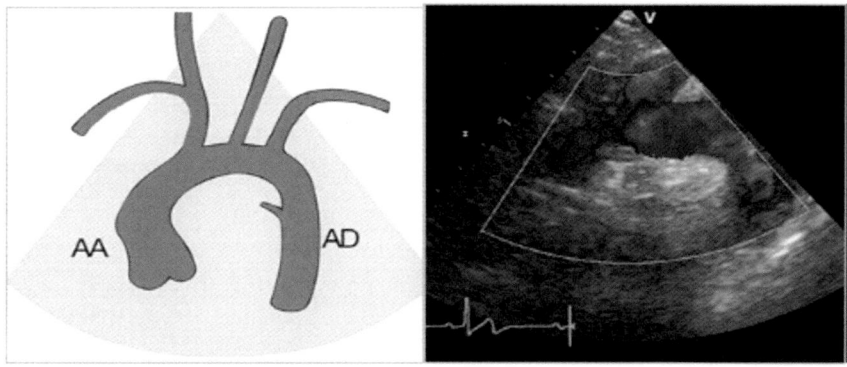

*Figura 8:**Ventana supraesternal: Decúbito supino del paciente.** Imagen gráfica y ecocardiográfica **Para** obtener esta imagen se explora la Ventana supraesternal: Decúbito supino del paciente. Posición del transductor: En la escotadura supraesternal. El marcador apuntando a la izquierda de la escotadura (1 en punto). Inclinar de arriba a abajo. Cortesía de http://www. ecografiacardiaca.com*

En la **Figura 8** se puede observar en la parte izquierda de la figura, la representación gráfica de las estructuras anatómicas obtenidas en la ventana supraesternal (cortesía de http://www.ecografiacardiaca. com), correspondiendo con la imagen ecocardiográfica de dichas estructuras en la parte derecha de la figura. **Posición del transductor:** En la escotadura supraesternal. El marcador apuntando a la izquierda de la escotadura (1 en punto). Inclinar de arriba a abajo.

2.2. Tipo de transductor y Modos ecográficos utilizados en esta exploración clínica

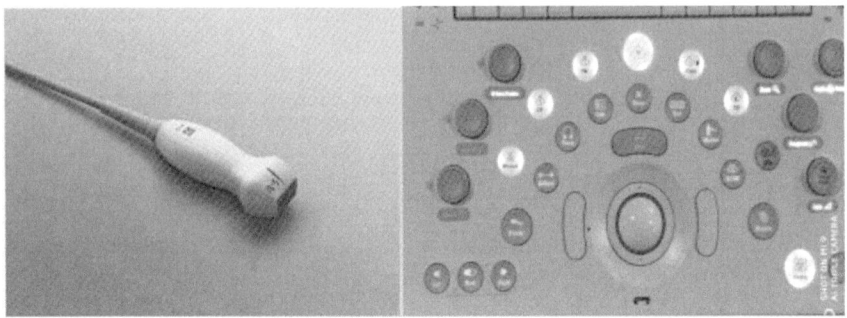

Figura 9: Material utilizado en la obtención de estas imágenes. **Tipo de transductor utilizado***: Sectorial, 1-5 Mhz (en la izquierda de la figura. Y panel del ecógrafo Phillips con los* **Modos 2D- Color y TDI** *(en la derecha de la figura). (Llobell F: Imagen obtenida en el Hospital de Dénia)*

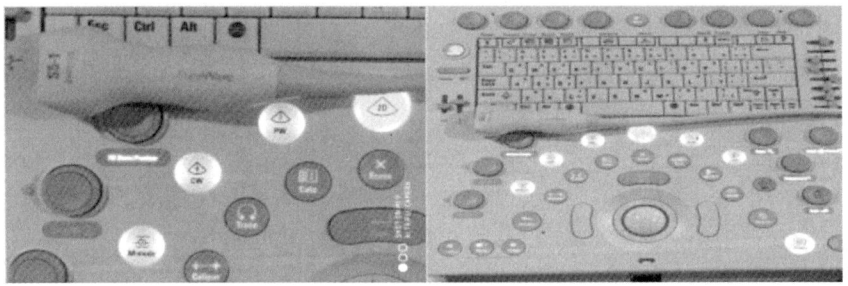

Figura 10: Ecógrafo usado en la exploración clínica y los diferentes modos utilizados: **Modo M-Doppler continuo (CW) y Doppler pulsado (PW).** *(Llobell F: Imagen obtenida en el Hospital de Dénia)*

En las **Figuras 9 y 10** vienen detallados el equipo ecográfico utilizado y los Modos de exploración recomendados en un examen ecocardiográfico básico.

Para un estudio «dinámico» de las estructuras y el flujo de la sangre el más utilizado es el Modo B dinámico (modo 2D o bidimensional+ Doppler).

Existen 3 tipos de Doppler para el estudio del flujo de la sangre: continuo (CW), pulsado (PW) y color.

2.2.1.Modo inicial de exploración: MODO M y Espectro Doppler en el TSVI normal

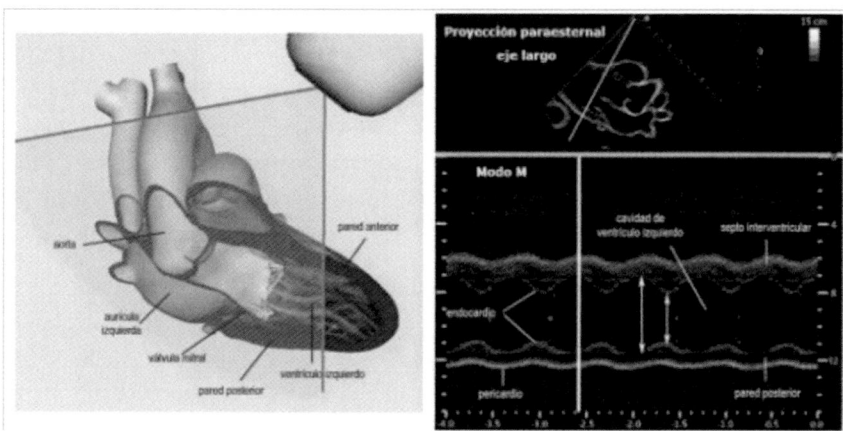

Figura 11: Modo inicial de exploración: MODO M

Modo M

Ventana acústica utilizada: Paraesternal eje largo (izquierda) e imagen ecocardiográfica de la proyección y trazado en Modo M (derecha).

La línea seleccionada en la **Figura 11 (izquierda)** corta transversalmente el ventrículo izquierdo inmediatamente distal al borde libre de los velos de la válvula mitral. Las líneas de brillo representan el movimiento en el tiempo de las distintas estructuras que reflejan el haz de ultrasonido a su paso (endocardio del septo IV, endocardio y pericardio de la pared posterior (**derecha**). En esta posición es posible medir los diámetros diastólico y sistólico del VI y calcular así las fracciones de acortamiento y de eyección, y los espesores del septo y de la pared posterior. El estudio obtenido es una visión «estática» de un punto determinado.

Espectro Doppler en el Tracto de Salida del Ventrículo Izquierdo (TSVI) normal

En la **Figura 12** se presenta en un trazado continuo sobre 2 ejes: en el eje vertical se dispone la línea de puntos; y en el horizontal, el tiempo. Permite la sincronización con el ECG y modificar la velocidad de barrido. Permite medir con precisión diámetros de las cavidades y el grosor de las paredes en cada momento del ciclo cardiaco e identificar movimientos anormales (válvulas, paredes ventriculares).

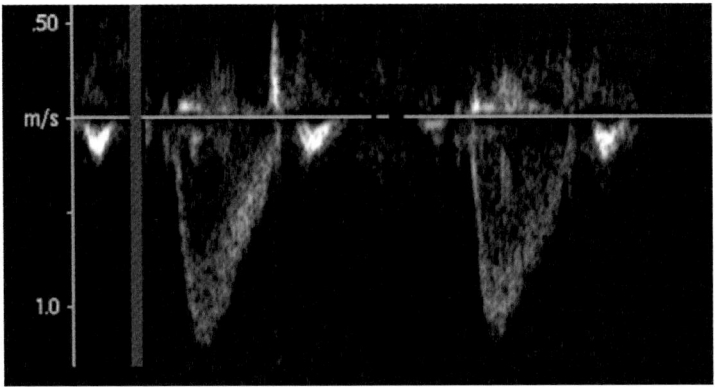

Figura 12: Espectro Doppler en el TSVI normal

En la **Figura 12** se representa la Curva velocidad (eje vertical)/ tiempo (eje horizontal). Puntos brillantes detectan gran número de hematíes a la misma velocidad y las zonas negras dentro de la curva refleja que no detecta elementos a esa velocidad. En el TSVI el flujo se «aleja» del transductor, por lo que la señal aparece representada por debajo de la línea base del espectro.

2.3. Estenosis aórtica (EAo)

Para la ecocardiografía de la EAo utilizaremos lo siguiente:

Ventana: Paraesternal eje largo y corto + Apical 4C y 5C (válvula Ao y TSVI).

Ecocardiografía Doppler: útil para confirmar la valvulopatía, grado de severidad, función del ventrículo izquierdo (VI) y para monitorizar la evolución de la enfermedad.

Signos: Disminución de la apertura y calcificación de las válvulas. Medición grado de estenosis mediante Doppler midiendo la velocidad máxima del flujo valvular, el gradiente de presión transaórtico máximo y medio y el área valvular aórtica.

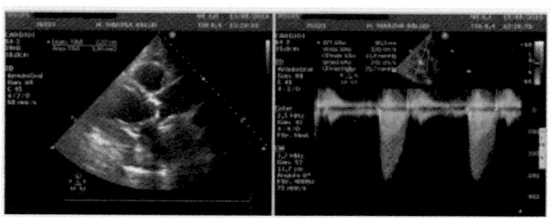

*Figura 13: **Estenosis Aórtica. Modo 2D. Ventana: Apical 5C (TSVI) (izquierda) y Modo Doppler continuo (CW) (derecha)**. Imagen ecocardiográfica a la izquierda (Llobell F, imagen obtenida Hospital de Dénia) y Clasificación de la severidad de la Estenosis Aórtica, Cortesía de http://www. ecografiacardiaca.com/ecografia-cardiaca/ecografia-2d-transtoracica-2/ ventana-paraesternal/#tab-id-15*

En la **Figura 13** se observa la imagen ecográfica obtenida en Modo 2D usando la ventana apical (izquierda) y la imagen obtenida en Modo Doppler continuo (CW)(derecha).

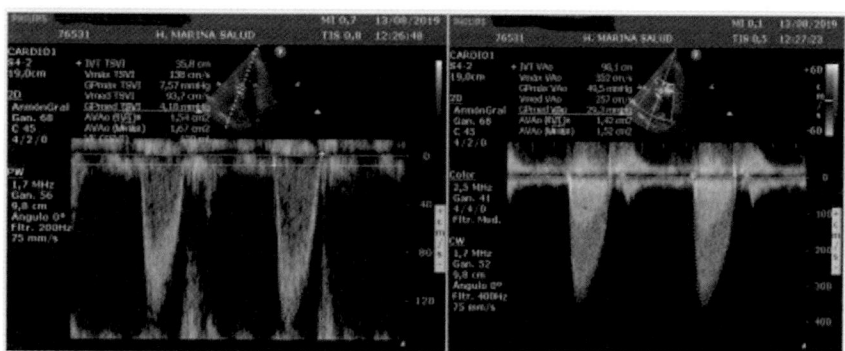

*Figura 14: **Estenosis Aórtica. Ventana: Apical 5C (TSVI). Modo Doppler Continuo (CW)**. (Llobell F: Imagen obtenida en el Hospital de Dénia)*

En la **Figura 14** parte izquierda observamos la exploración en modo Doppler pulsado (PW) y en modo Doppler continuo (CW) en la parte derecha.

2.4. Insuficiencia aórtica (Iao)

Para la ecocardiografía de la IAo utilizaremos lo siguiente:

Ventana: Paraesternal eje largo y corto + Apical 4C y 5C (válvula Ao y TSVI).

Ecocardiografía con Doppler: permite detectar el flujo de regurgitación y valorarlo de manera cualitativa y cuantitativa.

Signos: Los criterios de IAo severa son: en chorros regurgitantes de localización central un diámetro de su base ≥ 65% del tracto salida del VI (TSVI); vena contracta > 6 mm; volumen del chorro regurgitante ≥ 60 ml; fracción regurgitante >50%; área del orificio regurgitante ≥ 0,30cm².

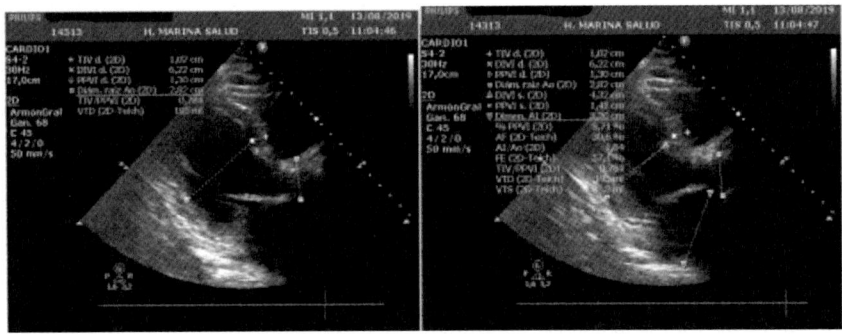

Figura 15: **Insuficiencia Aórtica. Modo 2D.Ventana: Apical 5C (TSVI)** *(izqda. imagen). Modo 2D .Ventana: Apical 5C (TSVI) (derecha de la imagen) (Llobell F: Imagen obtenida en la Consulta de Cardiología del Hospital de Dénia)*

En la **Figura 15** se observa la imagen de la Insuficiencia Aórtica en modo 2D a través de la ventana Apical 5C (TSVI)(izquierda de la imagen) y a nivel del tracto de salida del ventrículo izquierdo (TSVI) (derecha de la imagen).

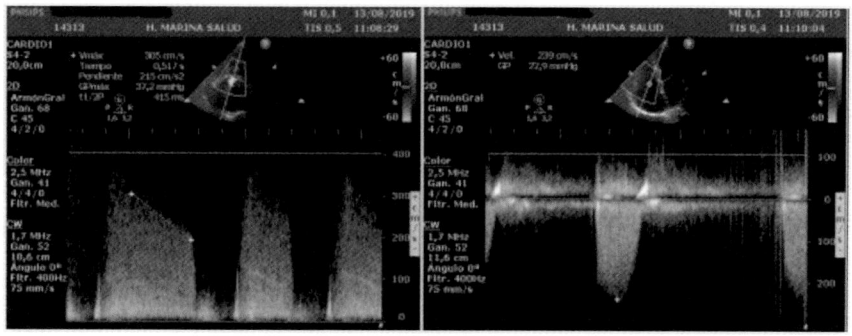

Figura 16: **Insuficiencia Aórtica. Modo 2D + Doppler Color continuo (CW).** *(Llobell F: Imagen obtenida en la Consulta de Cardiología del Hospital de Dénia)*

En la **Figura 16** se observa la imagen de la Insuficiencia Aórtica en Modo 2D+Doppler Color continuo (CW) a través de la ventana Apical 5C (TSVI) (izquierda de la imagen) y a nivel del tracto de salida del ventrículo izquierdo (TSVI) (derecha de la imagen).

2.5. Estenosis Mitral (EM)

Para la ecocardiografía de la EM utilizaremos lo siguiente:

Ventana: Paraesternal eje largo y corto + Apical 4C y 5C (válvula Ao y TSVI).

Ecocardiografía con Doppler: indicada para valorar la morfología de la válvula mitral (VM), detectar trombos en la aurícula izquierda (AI), valorar el área de apertura mitral mediante planimetría, y clasificar el grado de estenosis.

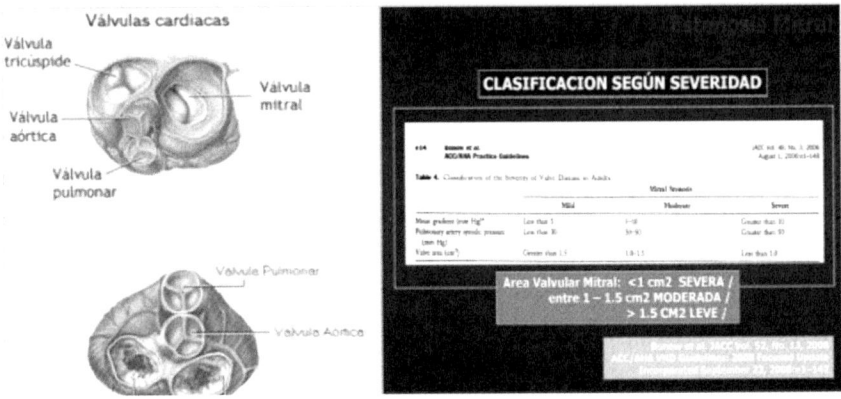

Figura 17: **Estenosis Mitral. Signos de EM**: *Hay que medir el área de la apertura de la válvula mitral (AAM), el gradiente transmitral (GTM) y la presión sistólica en la arteria pulmonar (PSAP). Representación gráfica a la izquierda de la imagen y Clasificación de la severidad de la estenosis del área valvular. Cortesía de http://www.ecografiacardiaca.com/ecografia-cardiaca/ ecografia-2d-transtoracica-2/ventana-paraesternal/#tab-id-15*

En la **Figura 17** viene representado a la izquierda de la misma el corte sagital de las válvulas cardiacas y a la derecha la Clasificación de la severidad de la EM según parámetros ecocardiográficos.

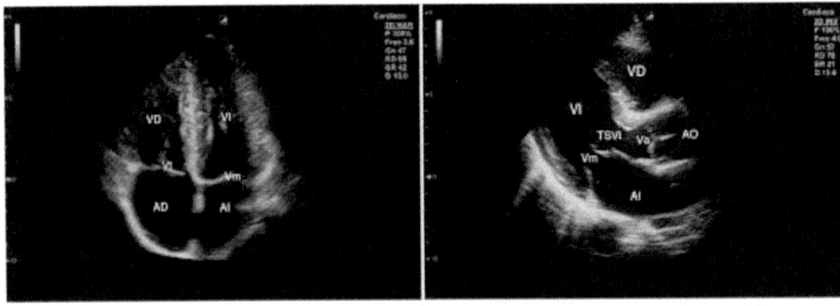

Figura 18: **Estenosis Mitral.** *Ventana: Paraesternal Eje largo+Apical 4C (izquierda) y Ventana: Paraesternal Eje largo+Apical 5C (VAo y TSVI) (derecha de la imagen). Cortesía de http://www. ecografiacardiaca.com/ecografia-cardiaca/ecografia-2d-transtoracica-2/ ventana-paraesternal/#tab-id-15*

En la **Figura 18** viene representado a la izquierda la imagen de las 4 cámaras según Eje largo ventana apical. A la izquierda se observa imagen de las 5 cámaras cardiacas (incluye el TSVI) y la Válvula Aórtica (VAo). Imagen ambas obtenidas desde la ventana paraesternal Eje largo.

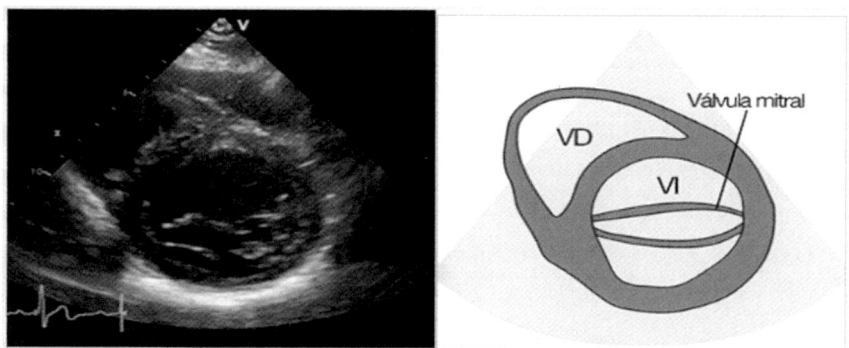

Figura 19: **Estenosis Mitral. Ventana: Paraesternal eje corto (Válvula Mitral).** *Normalidad de la VM. Imagen ecocardiográfica a la izquierda y su representación gráfica a la derecha. Cortesía de http://www. ecografiacardiaca.com/ecografia-cardiaca/ecografia-2d-transtoracica-2/ ventana-paraesternal/#tab-id-15*

En la **Figura 19** viene representada la imagen ecocardiográfica de la válvula mitral normal (izquierda de la imagen) y su representación gráfica a la derecha de la figura, según exploración clínica en ventana paraesternal eje corto.

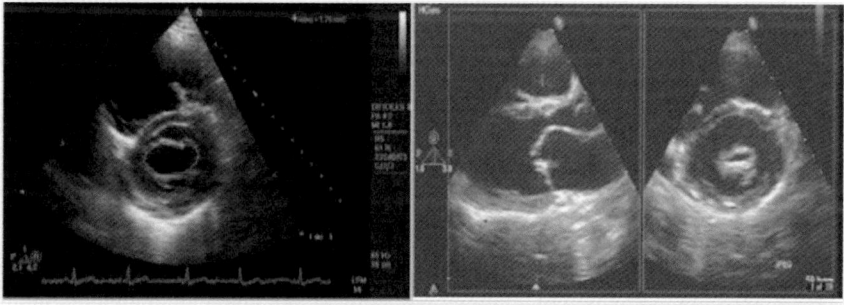

Figura 20: **Estenosis Mitral. Ventana: Paraesternal eje corto (Válvula Mitral). Válvula Mitral estenótica.** *Cortesía de http://www. ecografiacardiaca.com/ecografia-cardiaca/ecografia-2d-transtoracica-2/ ventana-paraesternal/#tab-id-15*

En la **Figura 20** viene representada la imagen ecocardiográfica de la válvula mitral estenótica según exploración clínica en ventana paraesternal eje corto.

2.6. Insuficiencia Mitral (IM)

Para la ecocardiografía de la IM utilizaremos lo siguiente:

Ventana: Paraesternal eje largo y corto + Apical 4C y 5C (válvula Ao y TSVI).

Ecocardiografía con Doppler: Permite detectar la onda de regurgitación y valorarla de manera cualitativa y cuantitativa y dilucidar el mecanismo de la regurgitación (ruptura cordal, cambios en los velos, enfermedad de los músculos papilares, enfermedades del anillo mitral). Existe un aumento del VI y de la AI. Si la IM es severa puede llevar a una disfunción asintomática e irreversible del VI.

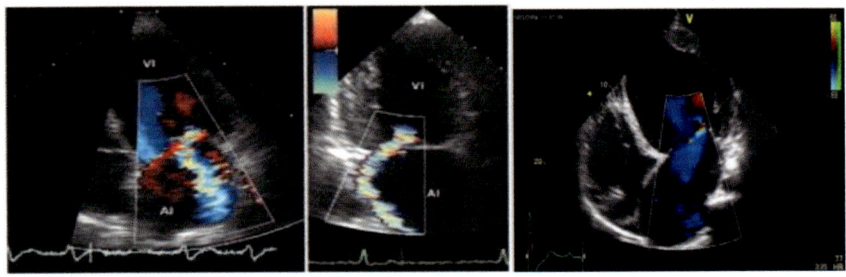

Figura 21: Insuficiencia Mitral. Ventana Apical 2 Cámaras. Modo Doppler continuo (CW) Cortesía de http://www. ecografiacardiaca.com/ecografia-cardiaca/ecografia-2d-transtoracica-2/ ventana-paraesternal/#tab-id-15

En la **Figura 21** se observa la imagen ecocardiográfica de la IM a través de la ventana Apical 2 Cámaras (AI y VI) y en modo Doppler continuo (CW) que nos permite detectar la onda de regurgitación y su valoración cuantitativa y cualitativa.

2.7. Síndrome Prolapso Válvula Mitral (Sd PVM)

Para la ecocardiografía del Sd PVM utilizaremos lo siguiente:

Ventana: Paraesternal eje largo y corto + Apical 4C y 5C (válvula Ao y TSVI).

Ecocardiografía con Doppler: se realiza para detectar el prolapso de la VM en los pacientes asintomáticos.

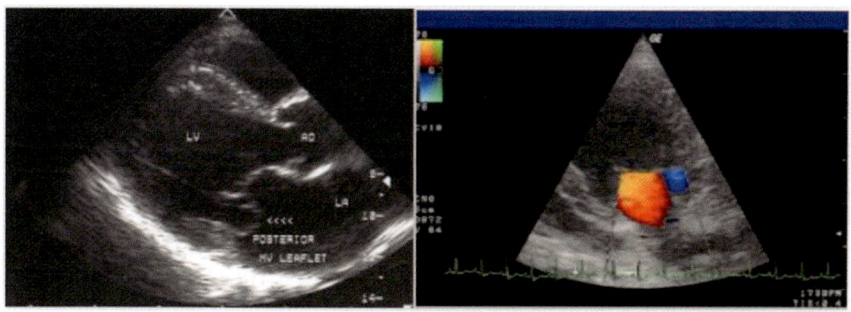

Figura 22: **Síndrome de Prolapso Válvula Mitral (SPVM). Ventana Eje Paraesternal largo (Ao) (izquierda). Modo Doppler continuo (CW)** (derecha).Cortesía de http://www.ecografiacardiaca.com/ecografia-cardiaca/ecografia-2d-transtoracica-2/ventana-paraesternal/#tab-id-15

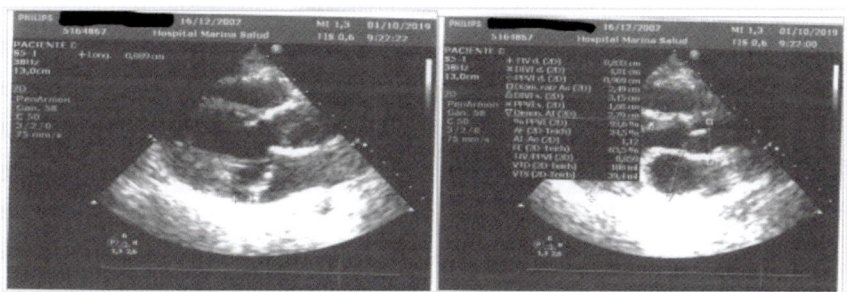

Figura 23: Síndrome **de Prolapso Válvula Mitral (SPVM). Ventana Eje Paraesternal largo. Modo 2D.** (Llobell F: Imagen obtenida en la Consulta de Cardiología del Hospital de Dénia)

2.8. Estenosis Tricúspidea (ET)

Para la ecocardiografía de la ET utilizaremos lo siguiente:

Ventana: Paraesternal eje corto (VT estructura y función).

Ecocardiografía con Doppler: es útil para la valoración de la morfología de la VT y de la severidad. Se considera que un gradiente transvalvular medio ≥ 5 mm Hg con frecuencia cardiaca normal, indica una valvulopatía significativa. La estenosis tricúspidea se detecta mediante el diagnóstico por la imagen de Doppler-color, que muestra un núcleo central de chorro de alta velocidad. El Doppler de onda continua permite realizar determinaciones de los gradientes medio y telediastólico. El gradiente medio normal es < 3 mmHg y el gradiente telediastólico es de casi cero. La estenosis grave se asocia a un gradiente medio de 5 mmHg.

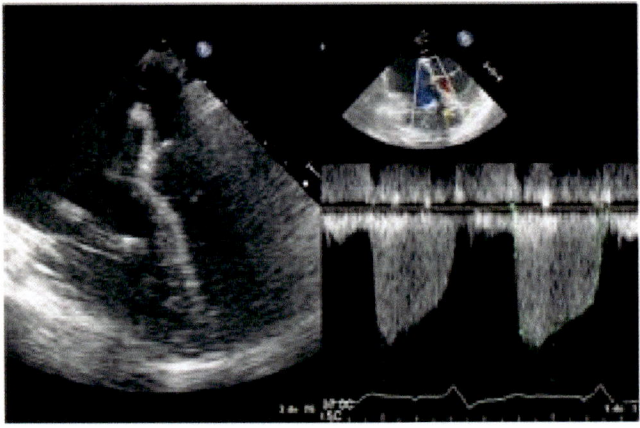

*Figura 24: **Estenosis Tricúspidea (ET)**. Ventana paraesternal eje corto. ET asociada a un cable de marcapasos. Cortesía de http://www. ecografiacardiaca.com/ecografia-cardiaca/ecografia-2d-transtoracica-2/ ventana-paraesternal/#tab-id-15*

2.9. Insuficiencia Tricúspidea (IT)

Para la ecocardiografía de la IT utilizaremos lo siguiente:

Ventana: Paraesternal eje corto (VT estructura y función).

Ecocardiografía con Doppler: indicada para la valoración de la morfología, del grado de insuficiencia de la válvula y de la presión sistólica en el ventrículo derecho (una presión de > 55 mmHg sugiere la existencia de una valvulopatía secundaria). Una IT significativa con morfología normal de la válvula puede aparecer con una presión sistólica en la arteria pulmonar (PSAP) ≥ 55 mmHg. La presencia de IT con una PSAP< 40 mm Hg sugiere una patología en la estructura de la válvula. En muchas personas se observa una IT sin relevancia clínica.

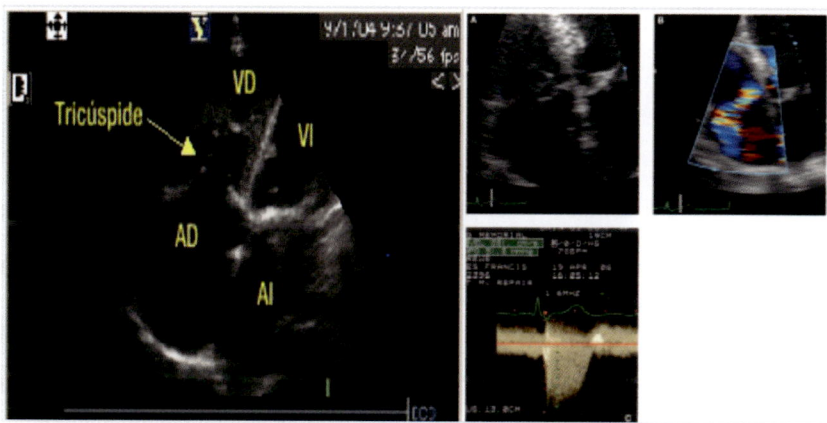

Figura 25: Insuficiencia Tricúspidea. Paraesternal eje corto (VT estructura y función). Cortesía de http://www.ecografiacardiaca.com/ecografia-cardiaca/ ecografia-2d-transtoracica-2/ventana-paraesternal/#tab-id-15

En la **Figura 25** se observa la imagen ecocardiográfica de la IT a través de la ventana paraesternal eje corto sobre la VT. A la izquierda en modo 2D y a la derecha en modo Doppler continuo (CW).

3. Puntos Clave

Planos ecocardiográficos y Modos de exploración:	
• Paraesternal Eje largo	Función del VI, AI, Ao, VM, TSVI y TSVD
• Paraesternal Eje corto	AI, AD, Ao, TSVD, Válvula pulmonar y VM
• Apical 4 Cámaras (4C)	AD, AI, VD, VI, VM y VT
• Apical 5 Cámaras (5C)	AI, VI, AD, VD y además TSVI
• Subcostal o Subxifoidea	4C y Vena cava inferior (VCI)
• **Modo M, 2D, 3D, Doppler Color, Doppler pulsado (PW) y Doppler Continuo (CW)**	

4. Bibliografía

Manual de Ecocardiografía Clínica. Ed Aúreagráfic SL. ISBN 978-84-692-7296-1.2009

Medicina Interna Basada en la Evidencia. Ed III. ISBN 978-83-7430-585-3, pp. 242-263. 2019-20

Oulego I. Ecografia en el paciente termodinámicamente inestable. REV ESP Pediatr 72(Supl.1):62-69. 2016.

http://www.ecografiacardiaca.com/ecografia-cardiaca/ecografia-2d-transtoracica-2/ventana-paraesternal/#tab-id-15

Capítulo 13.

Taponamiento cardiaco

Johana Mercado de la Cruz
José Mª Sistac Ballarín
Hospital Universitario Arnau de Vilanova. Lleida

1. Equipo

Las características idóneas de las sondas ecográficas utilizadas en la exploración de un derrame pericárdico-taponamiento cardiaco son aquellas que cuentan con un intervalo de frecuencia 2-5 MHz, para una profundidad de exploración de 30 cm denominadas sondas convex o también se puede utilizar el tipo de sonda sectorial que cuenta con un intervalo de frecuencia 1-5 MHz para una profundidad de visualización de 35 cm, lo que permite una adecuada penetración transtorácica y subxifoidea que determinan las ventanas acústicas de los planos apical 4 cámaras y subcostal respectivamente (Imagen 1).

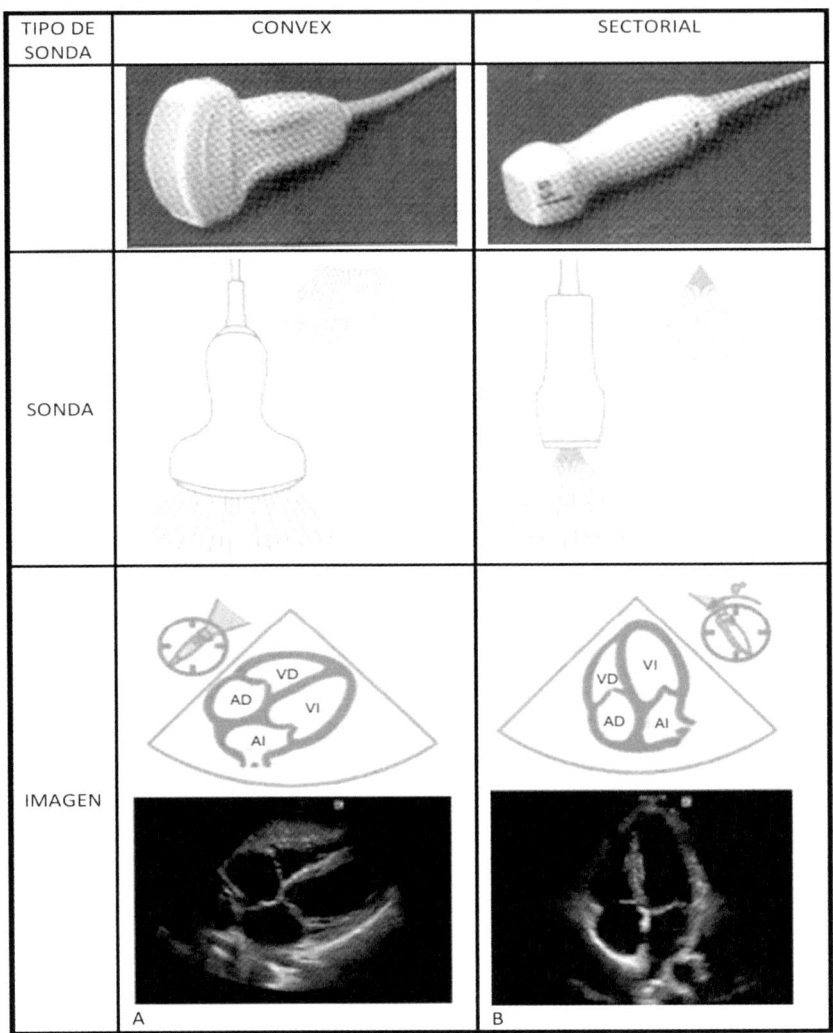

TIPO DE SONDA	CONVEX	SECTORIAL
SONDA		
IMAGEN	A	B

Imagen 1. Tipos de sondas y la imagen proporcionada por cada una mostrando las ventanas de evaluación ecocardiográficas. A: ventana subcostal. B: ventana apical 4 cámaras. VD: ventrículo derecho. VI: ventrículo izquierdo. AD: aurícula derecha. AI: aurícula izquierda. AO: aorta.

2. Colocación del paciente

Se coloca al paciente en posición supina, se hace un examen corto con un rápido reconocimiento de los patrones ecográficos anormales que dan información sobre la patología que puede estar comprometiendo la estabilidad hemodinámica del paciente.

Ventana subcostal: la sonda se posiciona en sentido transversal, cerca de la línea media y en paralelo a la piel abdominal unos centímetros bajo el esternón (reborde subxifoideo), la marca de posición hacia el lado derecho del paciente y la sonda orientada hacia el hombro izquierdo, enfocando hacia el corazón. Esta vista es importante para evaluar las cuatro cámaras cardiacas, su contractilidad global y derrame pericárdico. En pacientes politraumatizados es muy frecuente encontrar un estómago distendido y lleno de aire, cuando esto ocurre no es posible recoger una buena imagen desde esta localización, este problema se resuelve generalmente desplazando la sonda hacia el lado derecho del paciente, de forma que el lóbulo hepático izquierdo sirve de ventana acústica para el haz de ultrasonidos, pudiéndose visualizar el corazón.

Ventana apical 4 cámaras: la sonda se posiciona sobre el ápex cardiaco. El marcador de orientación de la sonda apunta a la izquierda del paciente y el haz de ultrasonido dirigido paralelo al eje largo del corazón, apuntar hacia el hombro derecho. Esta vista también ofrece visualización de las cuatro cámaras y pericardio. Es una de las mejores vistas para estimar la función del ventrículo izquierdo. En algunos pacientes, especialmente delgados, jóvenes, es de utilidad girar hacia decúbito lateral izquierdo. A partir de esta vista, se puede obtener otras ventanas ecográficas, rotando el transductor contra las manecillas del reloj.

3. Sistemática de exploración

Vista subcostal:

Las estructuras visualizadas desde el abordaje subxifoideo son (de superficial a profundo): hígado, pericardio anterior, ventrículo derecho, aurícula derecha, septo ventricular, ventrículo izquierdo, aurícula izquierda y el pericardio posterior (Imagen 2).

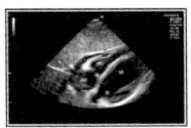

Imagen 2. Plano subcostal o subxifoideo. VD: ventrículo derecho; AD: aurícula derecha; VI: ventrículo izquierdo; AI: aurícula izquierda; SIV: septo interventricular; P: pericardio; ** derrame pericárdico.

Dirigir la sonda hacia el hombro izquierdo del paciente, manteniendo el marcador de orientación hacia la posición a las 3 del protocolo FATE (Focused Assessment in Transthoracic Echocardiography), uno de los protocolos de ecocardiografía más utilizados para la valoración del paciente crítico (Imagen 3). El protocolo FATE enfoca cuatro ventanas ecocardiográficas. Su aplicación clínica validada en 210 pacientes, en los cuales se obtuvieron imágenes correctas en el 97 % de los casos, aportando información no conocida e importante en el 37 % de los casos y decisiva en el 25 %. Modifica el tratamiento en > 60 % de los casos

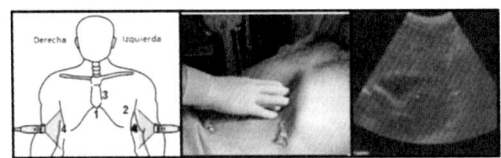

Imagen 3. Ventana subcostal, posición 1-3, protocolo FATE.

Una vez acabada la exploración transversal del área subxifoidea se procede a su exploración en sentido longitudinal, para ello se gira la sonda 90° desde la posición inicial y en sentido de las agujas del reloj. En la imagen así obtenida de la exploración en sentido longitudinal puede observarse el corazón y la entrada de la vena cava inferior en la aurícula derecha, el pericardio posterior, diafragma e hígado (Imagen 4).

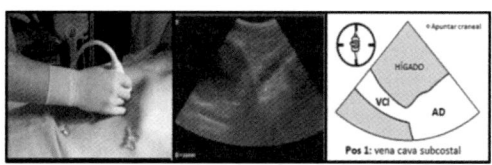

Imagen 4. Exploración ventana subcostal vena cava.

Ventana apical 4 cámaras:

Se obtiene posicionando la sonda a nivel de ápex cardiaco a nivel de quinto o sexto espacio intercostal explorando la zona que comprende la línea medioclavicular a la medioaxilar, orientando la marca hacia el hombro izquierdo del paciente con un ángulo de inclinación de la sonda de 20°-30° para dirigir el haz de ultrasonido hacia el centro del tórax (Imagen 5). Su utilidad clínica nos brinda información estructural, tamaño de las cavidades cardiacas, válvulas, información funcional diastólica al igual que una valoración de la contractilidad global cardiaca e identificación del derrame pericárdico (Imagen 6) y a su vez guía de punción, drenaje de estos derrames.

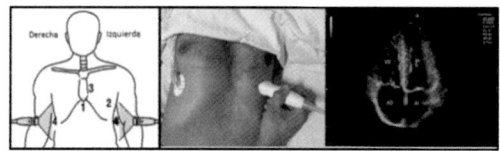

Imagen 5. Plano apical de 4 cámaras. Posición 2, protocolo FATE. AI: aurícula izquierda; AD: aurícula derecha; VI: ventrículo izquierdo; VD: ventrículo derecho; Vt: válvula tricúspide; Vm: válvula mitral.

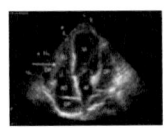

Imagen 6. Ventana apical 4 cámaras mostrando taponamiento cardíaco. Observe el derrame pericárdico y la compresión sobre las cámaras derechas (flechas). AD: aurícula derecha; AI: aurícula izquierda; DP: derrame pericárdico; VD: ventrículo derecho; VI: ventrículo izquierdo.

4. Hallazgos ecográficos del taponamiento cardiaco

En la evaluación del taponamiento cardíaco, hay que recordar que este es un diagnóstico clínico. La ecografía puede ofrecernos datos sugestivos de taponamiento antes de que aparezcan las manifestaciones clínicas y hemodinámicas, los cuales se observan muy bien en la ventana subcostal y no es necesario una curva de aprendizaje prolongada para su diagnóstico con fiabilidad.

El taponamiento se produce cuando la presión del interior del pericardio supera la presión de las cavidades cardiacas, lo que provoca alteraciones del llenado cardiaco y la cuantía del derrame pericárdico no se relaciona directamente con su repercusión hemodinámica, sino que lo hace mejor con el tiempo en el que este se ha formado. Así pequeñas cantidades de líquido acumuladas en un corto periodo pueden producir importante deterioro hemodinámico. El derrame pericárdico es moderado cuando su espesor supera los 10 mm y severo cuando es mayor de 20 mm.

Signos ecográficos de taponamiento cardiaco:

* Inversión de la pared libre de la AD durante la sístole ventricular. Es el signo más precoz y más frecuentemente observado.

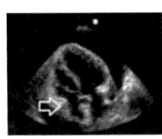

Imagen 7. Plano apical de cuatro cámaras. Derrame pericárdico y colapso de la aurícula durante la sístole ventricular.

- Inversión de la pared libre del VD durante la diástole.

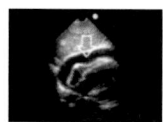

Imagen 8. Plano subcostal. Derrame pericárdico con colapso diastólico de VD.

- Diámetro y grado de colapso de la VCI. Una VCI dilatada conlleva una sensibilidad del 97 % respecto al taponamiento; si la VCI no está dilatada y/o muestra una buena variación respiratoria, es poco probable que exista taponamiento cardiaco.

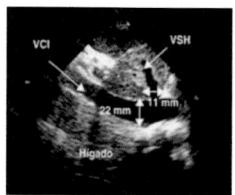

Imagen 9. Ventana subcostal-vena cava. calibre de la Vena Cava inferior (VCI), aumentado y sin colapso espiratorio. VSH vena suprahepática.

- En los derrames pericárdicos de gran tamaño, se observa el bamboleo cardiaco *swinging heart* dentro de la cavidad pericárdica.

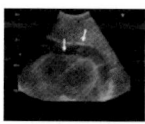

Imagen 10. Ventana subcostal, *swinging heart*.

5. Algoritmo Diagnóstico

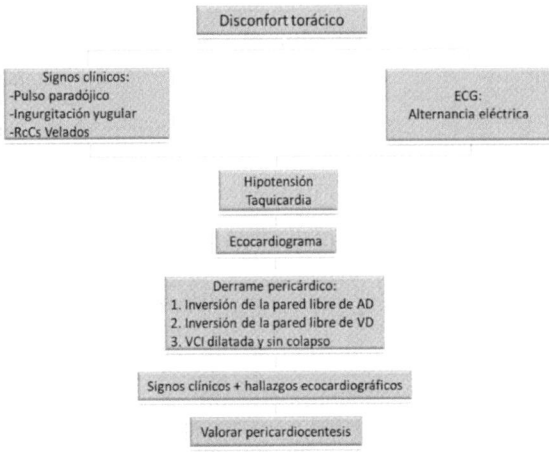

Imagen 11. Algoritmo diagnóstico del taponamiento cardiaco. RsCs: Ruidos cardiacos ECG: electrocardiograma. AD: aurícula derecha. VD: ventrículo derecho. VCI: vena cava inferior.

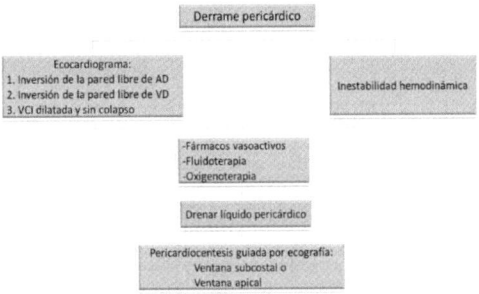

Imagen 12. Taponamiento.

Capítulo 14.

Ecocardiografía en síndrome de bajo gasto cardiaco

Francisca M.ª Llobell Sala.
Hospital de Dénia. Departamento de Anestesia y
UCI. Dénia (Alicante).

1. Introducción

La ecocardiografía dirigida en el paciente crítico o «Focused Cardiac Ultrasound» (FCUS) difiere de la ecocardiografía convencional en que en la FCUS se buscan diagnósticos rápidos y sencillos que nos orienten sobre el mecanismo más probable del shock mediante valoración somera y cualitativa del corazon utilizando unas pocas ventanas ecocardiográficas. La definición de la FCUS según la International Liaison Committe of Focused CArdiac UltraSOUND (ILC-FoCus) puede resumirse como: dirigida, orientada a un problema, con un objetivo limitado, rápida, repetible, cualitativa o semicuantitativa, realizada a «pie de cama», por el clínico.

2.2. Exploración clínica ecocardiográfica

Dirigida a un diagnóstico rápido en el paciente en shock (Focused Cardiac Ultrasound-FCUS).

Ventanas y Planos ecocardiográficos
Ventana Subcostal:
Ventana Apical
Ventana Paraesternal
Ventana Supraesternal

Tabla 1: Ventanas y Planos ecocardiográficos

2. Objetivos del examen básico en UCI

• **Objetivos de la ecocardiografía en UCI**
• Funcionalidad del Ventrículo Izquierdo (VI).
• Estado de la Volemia.
• Función del Ventrículo Derecho (VD).
• Valoración del Derrame pericárdico.
• Otros: Valvulopatía significativa, «fallo diastólico» con o sin obstrucción del tracto de salida del VI, masas, vegetaciones o trombos intracardiacos.

Tabla 2: Objetivos básicos ecográficos en UCI.

3. Exploración clínica ecocardiográfica en UCI

La exploración clínica ecocardiográfica en la UCI se realiza (a pie de cama), con el paciente en decúbito supino con el **transductor convexo** que es muy útil para la valoración del estado de la volemia mediante determinación de la variación del diámetro de la vena cava inferior (VCI) en relación con los ciclos respiratorios. Son también multifrecuencia (baja de 2-5 MHz) y permiten ver estructuras profundas (20-25 cm) con algo más de resolución que los sectoriales. Los **transductores sectoriales** son multicristal, concentrándose los cristales en una pequeña superficie y multifrecuencia (baja, de 1-4 MHz). Permiten la insonación de tejidos a través de ventanas acústicas de escaso tamaño (ej.: espacios intercostales), pero obteniendo luego un amplio campo de examen. Se caracterizan por su alta penetración (hasta 20 cm) con pobre resolución y se utilizan en ecografía cardíaca, cerebral, emergencias, UCI y en el estudio pleuropulmonar.

Estudio ecocardiográfico básico
Posición paciente.
Tipo de transductor.
Ventanas ecocardiográficas.
Modos ecográficos.

Tabla 3: Estudio ecocardiográfico básico.

Ventanas ecográficas en UCI
Subcostal Detección derrame pericárdico y Tamaño-colapso respiratorio de la VCI. Indicativo estado de la Volemia (tipos de shock-Hipertensión pulmonar-TEP-Cor Pulmonale . . .).
Paraesternal Eje largo y corto Estudio de la función ventricular izquierda (VI), septo interventricular, tamaño relativo de los VD/VI.
Apical 4C Estudio de las 4 cámaras cardíacas y valoración de la función ventricular izquierda (VI).

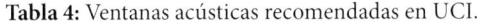

Tabla 4: Ventanas acústicas recomendadas en UCI.

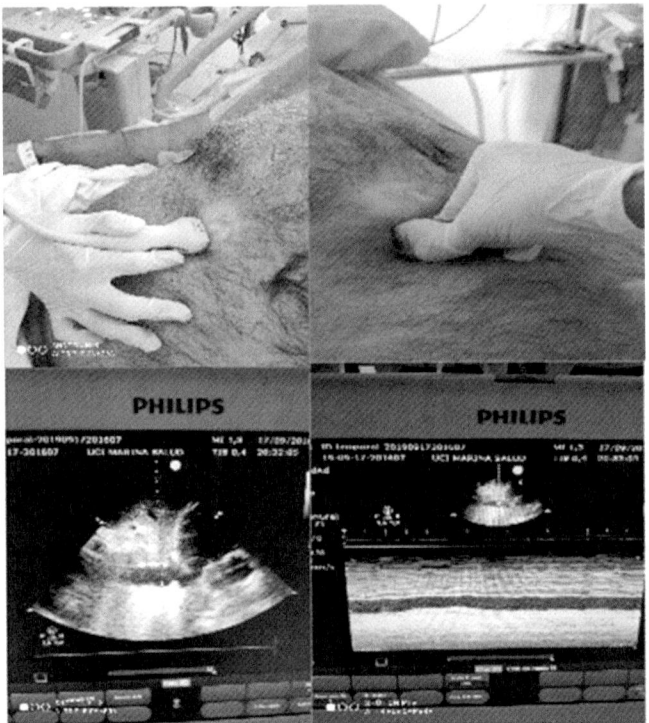

Figura 1: Paciente en decúbito supino. Ventana subcostal+Giro del transductor 90º. Estudio de la VCI: Tamaño y colapso con la respiración. (Llobell F: Imagen obtenida en la UCI Hospital de Dénia)

En la Figura 1 se puede observar en la parte superior la imagen del transductor explorando la ventana subcostal en un paciente crítico ingresado en la UCI y en la parte inferior su correspondencia con la imagen ecocardiográfica con el objetivo de valoración del estado de

186

la volemia del paciente viendo el tamaño y colapso de la vena cava inferior (VCI).

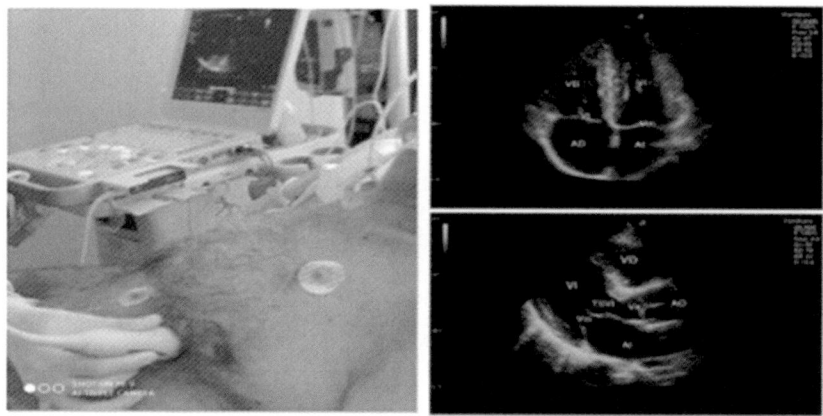

Figura 2: Estudio de la funcionalidad del VI. Ventana Apical 4C y 5C (incluye el TSVI).

En la Figura 2 se puede observar en la parte izquierda la imagen del trasnductor explorando la ventana acústica Apical 4C, del paciente crítico en la UCI en ventilación mecánica, con el objetivo del estudio de las 4 cámaras cardiaca y la apical 5C que incluye el Tracto de salida del ventriculo izquierdo (TSVI); nos permite obtener la valoración cualitativa y cuantitativa de la funcionalidad del VI y detectar cardiopatias estructurales/funcionales.

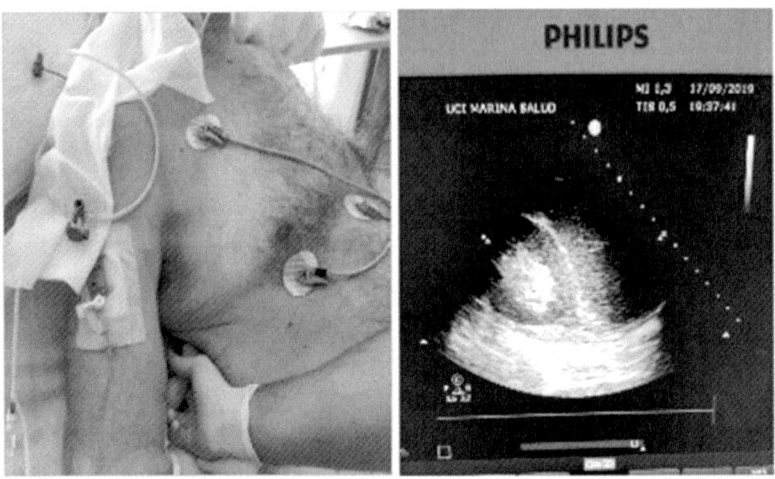

Figura 3: E-FAST (Politraumatizado: Higado y Retroperitoneo/Fosa Renal).

Para realizar el **E-FAST** utilizamos una sonda tipo convex multifrecuencia de entre 3.5 – 5 Mhz. Colocamos al paciente en decúbito supino. Iniciaremos explorando el abdomen. Si existe líquido, este se concentrará en la zona más declive. Se evaluaran las cuatro zonas o ventanas fundamentales, relacionadas con el FAST: **Ventana subcostal** (subxifoidea) o cardíaca, **ventana del cuadrante superior derecho** para evaluar el espacio de Morrison, **ventana del cuadrante superior izquierdo** para evaluar el espacio espleno-renal y **ventana suprapúbica**. Por último exploraremos el tórax si decidimos realizar la extensión del FAST (ventana torácica). En la izquierda de la imagen la sonda (transductor) se sitúa en la línea axilar anterior derecha en corte longitudinal por debajo de la parrilla costal, o en la línea medio axilar a nivel del octavo o noveno espacio intercostal en corte coronal. En caso que las costillas interfieran en la visualización, podemos oblicuar la sonda. Debemos visualizar ambos polos del riñón derecho, tanto el superior como el inferior.

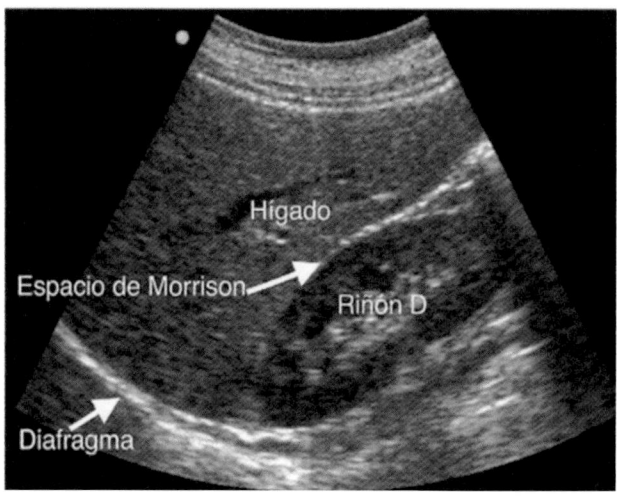

Figura 4: Espacio de Morrison.

En la Figura 4 se puede observar, a traves de la ventana acústica cuadrante superior derecho linea medioaxilar que en condiciones normales vamos a visualizar en la parte más cercana al traductor el hígado, a continuación el **espacio de Morrison**, que es aquel espacio que existe entre el hígado y el riñón derecho, y justo detrás está el riñón derecho.

4. Bibliografía

1. *Manual de Ecocardiografía Clínica.* Ed Aúreagráfic SL. ISBN 978-84-692-7296-1.2009

2. *Medicina Interna Basada en la Evidencia.* Ed III. ISBN 978-83-7430-585-3. 242-263. 2019-20

3. Oulego, I. *Ecografía en el paciente hemodinamicamente inestable.* REV ESP Pediatr 72 (Supl.1): 62-69, 2016. http://www.ecografiacardiaca.com/ecografia-cardiaca/ecografia-2d-transtoracica-2/ventana-paraesternal/#tab-id-15

4. Gómez Montes, C. V.; Trillo Fernández, C. *Ecografía en urgencias:* E-FAST1*Grupo de Trabajo de SAMFyC de Ecografía.Med fam Andal. 2019; 1: 71-78.

Capítulo 15.

Ecocardiografía para diagnóstico diferencial rápido. Guía terapéutica: Cálculo de volemia e índice cardiaco

García Montoto Pérez, Fernando.
Complejo Hospitalario Universitario de Cáceres

1. Generalidades

Para la exploración cardiaca transtorácica en los focos A4C, A5C, PET y SC se recomienda como primera opción la sonda microconvexa (3,5-5 MHz). Solo si no se dispone de la misma se podrá realizar la valoración de la volemia con la sonda convexa (1-5 MHz). La valoración del IC (índice cardiaco) no es posible con la sonda convexa. Sí nos será de más ayuda la sonda convexa para valorar los grados de congestión VExUS en hígado y riñón.

1.1. Colocación del paciente

Para la valoración del índice cardiaco lo ideal es situar al paciente en decúbito lateral izquierdo con el brazo izquierdo situado debajo de la cabeza. Pero la realidad es que en numerosas ocasiones realizamos la exploración sin la colaboración del paciente, por lo que lo ideal es realizar todas las mediciones en decúbito supino de forma reglada, lo que permite la mejora de la curva de aprendizaje en situaciones de no colaboración. La valoración de la volemia se realizará también en decúbito supino.

2. Sistemática de exploración

Para la valoración del IC buscaremos el plano A4C, que nos permitirá encontrar el A5C con facilidad. Es en este plano donde podremos medir la IVT que nos dará el VS. Se puede buscar también el A2C que nos permita buscar el A3C, pero técnicamente suele ser más difícil. Por otro lado, en el SC no podemos medir la IVT en cámaras izquierdas, pero sí podemos buscar en un eje corto el TSVD para realizar el cálculo de la IVT. Este último plano requiere un mayor entrenamiento.

En la valoración de la volemia podemos realizar una valoración cualitativa en A4C, pero sobre todo deberemos buscar en el SC la salida de la VCI para poder medirla. Debemos medirla al menos a 2cm de la salida de la AD, y teniendo en cuenta que la valoración en modo M de forma longitudinal puede llevarnos a errores si el corte no es medial (Imagen 0). Conviene en estados de congestión asegurarnos de insonar hacia la izquierda a la aorta, para no confundirnos. Será deseable la valoración seccional de la VCI si es posible. Recientes estudios están aportando datos de congestión, midiendo los flujos en la vena porta, venas hepáticas y vasos renales, cuando tenemos una VCI > 2cm. Se ha correlacionado un índice (VExUS) con resultados prometedores. Para medirlo usaremos la sonda convexa, en el espacio intercostal 6-7 del lado derecho, que nos permitirá insonar la vena porta y las hepáticas. Desplazando hacia caudal podremos explorar el riñón.

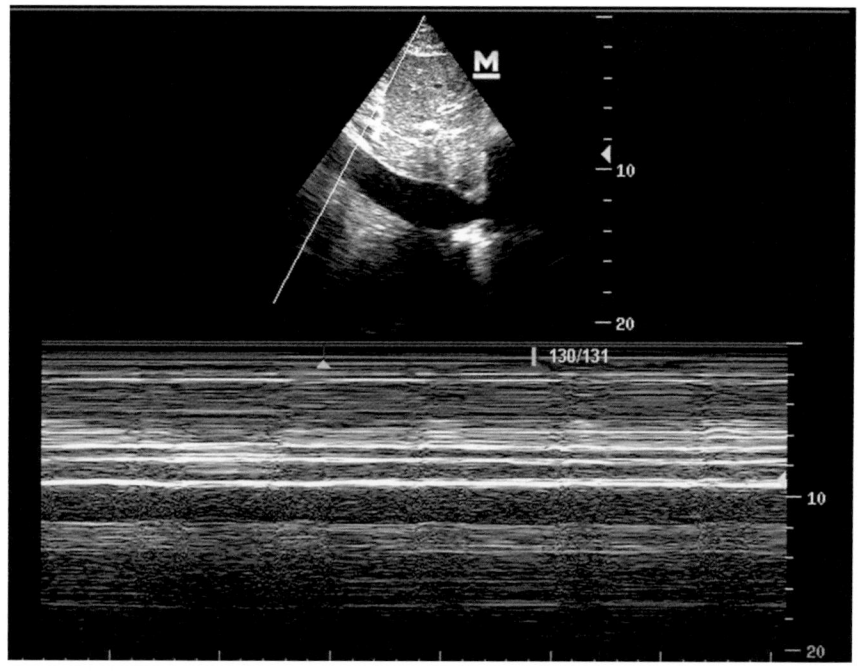

3. Hallazgos ecográficos para el cálculo de volemia e índice cardíaco

3.1. *IC o GC (IVT)*

Si queremos valorar la perfusión, es clave la determinación del gasto cardiaco (GC L/min). Recordamos que el GC es el VS por la FC. La relación con el área de superficie corporal nos dará el IC (L/min/m^2). Para calcular por ecografía el VS (como un cilindro que sale por el tracto de salida del VI (TSVI) y calculamos su volumen como el producto del área de dicho cilindro por su altura) tomaremos como valor fijo el TSVI (2 cm para hombres y 1,9cm para mujeres) y mediremos la IVT. Este parámetro es clave ya que la altura de dicho cilindro se corresponde con la integral de la velocidad por el tiempo (IVT), que se puede medir un plano A5C. Mediante Doppler pulsado, se obtiene el espectro de la velocidad de flujo a dicho nivel, que es el que permite una alineación paralela entre la dirección del flujo y la línea de interrogación del Doppler. El pulso del Doppler se tiene que colocar justo antes de la salida, para poder medir la altura del volumen de sangre eyectado en su formulación integrada con la velocidad (IVT). Así pues, la fórmula del GC sería: **GC (cm^3/min) = 0,785 x D2 (cm^2) x IVT (cm/lat.) x FC (lat/min)** Esta fórmula está integrada, y los equipos solo nos pedirán la IVT y el TSVI (y la FC). Para el cálculo de la IVT deberemos perfilar de forma manual la imagen espectral de la curva de Doppler pulsado (Imagen 1 y 2).

3.2. *Volemia*

No disponemos de medidas que nos ofrezcan con absoluta fiabilidad la valoración de la precarga. Sin duda, ya no podemos plantearnos los valores estáticos, como la PVC. Podremos estudiar la vena cava, sus diámetros, la colapsabilidad y distensibilidad (Imagen 3).

En respiración espontánea, podemos valorar el índice de colapso (IC) que relaciona el diámetro máximo de la VCI con el diámetro mínimo en inspiración, normalizado por el diámetro máximo en espiración. La exploración visual de la VCI, venas suprahepáticas y el IC nos da una relación bastante fiable de la presión en la AD, sobre todo en los valores extremos de la siguiente tabla.

El IC sería:

IC = (D. máximo en espiración – D. mínimo en inspiración) / D. máximo en espiración x 100

VCI (cm)	IC	AD (mmHg)
Pequeño < 1.5cm	Colapso	0-5
Normal 1.5-2.3cm	Disminución >50 %	5-10
Normal	Disminución <50	10-15
Dilatada >2.3 cm	Disminución <50 %	15-20
Dilatada >2.3 cm	Venas hepáticas dilatadas	>20

El VExUS combina el diámetro de la VCI y la forma de la onda Doppler de las venas hepáticas, vena porta y venas interlobulares renales (Imagen 4). Categoriza tres estados respecto a la congestión venosa sistémica: normal, moderada y severa (ver Tabla 1).

Tabla 1. Clasificación VExUS de congestión venosa sistémica.

VExUS NORMAL		Grados		
		CON-GESTIÓN MODERADA	CONGESTIÓN SEVERA	
Medidas	IVC	< 2cm	> 2cm	> 2cm
	Valoración Doppler (Venas hepática, porta e intra-renal)	Patrón normal o de congestión venosa moderada	Patrón de congestión venosa severa en al menos una de las medidas	Patrón de congestión venosa severa en varias medidas.

4. Algoritmo diagnóstico

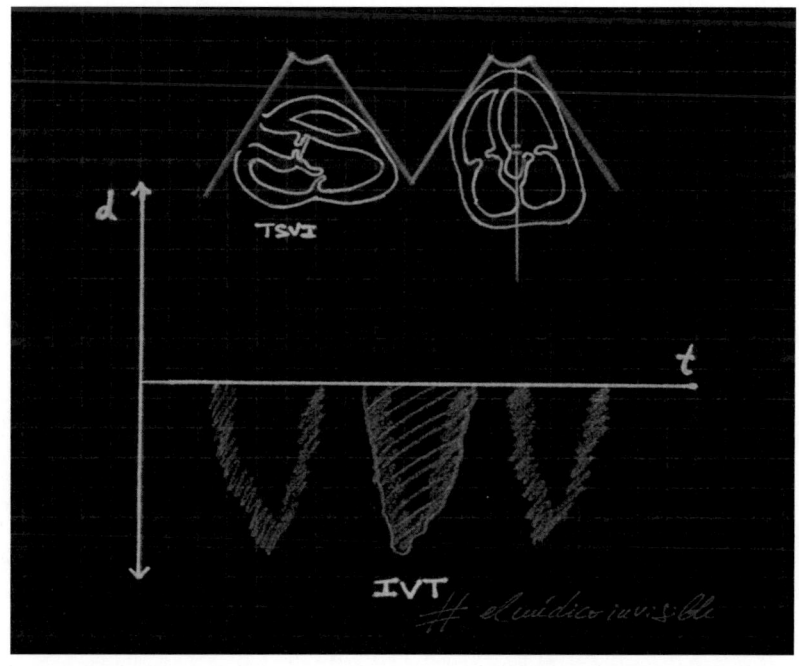

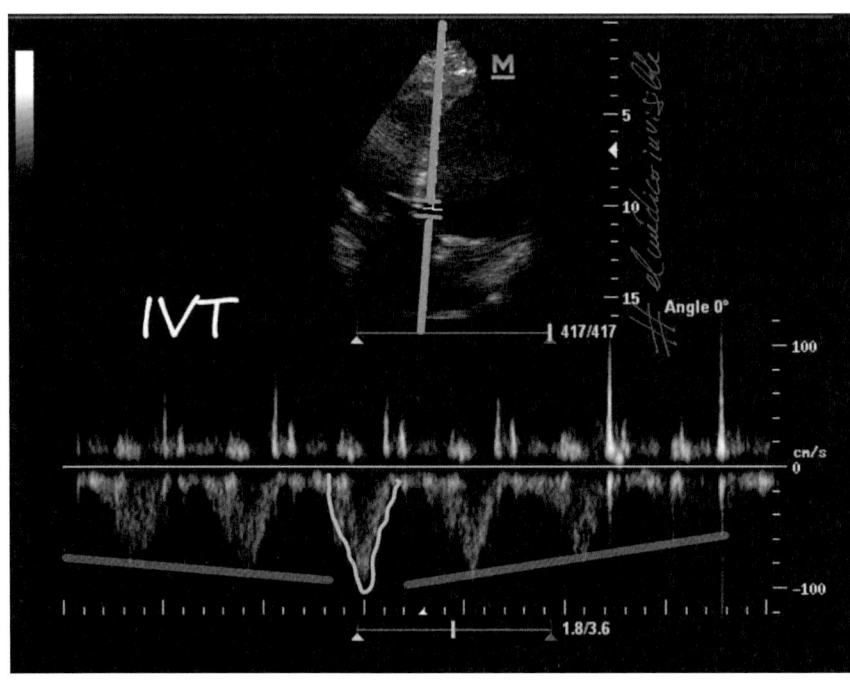

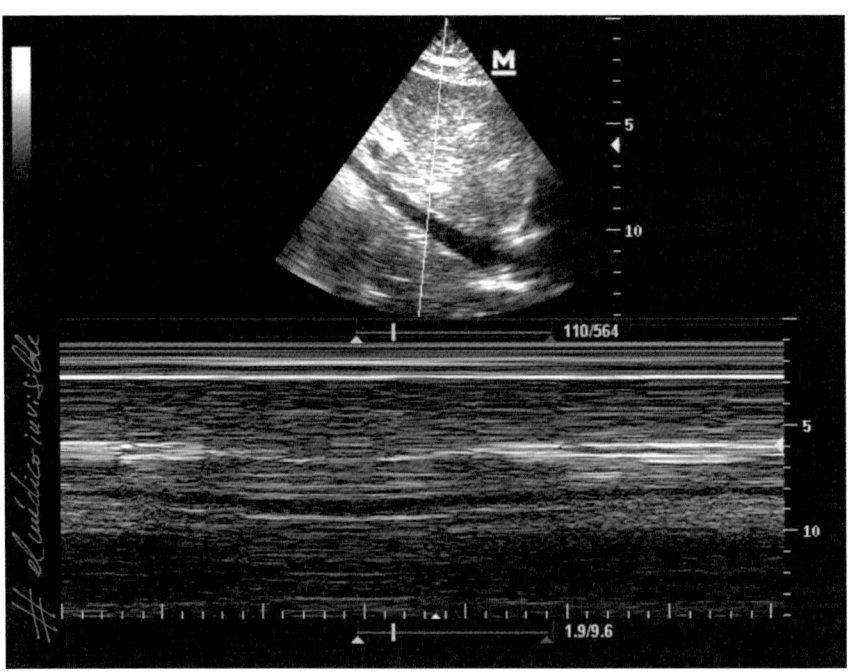

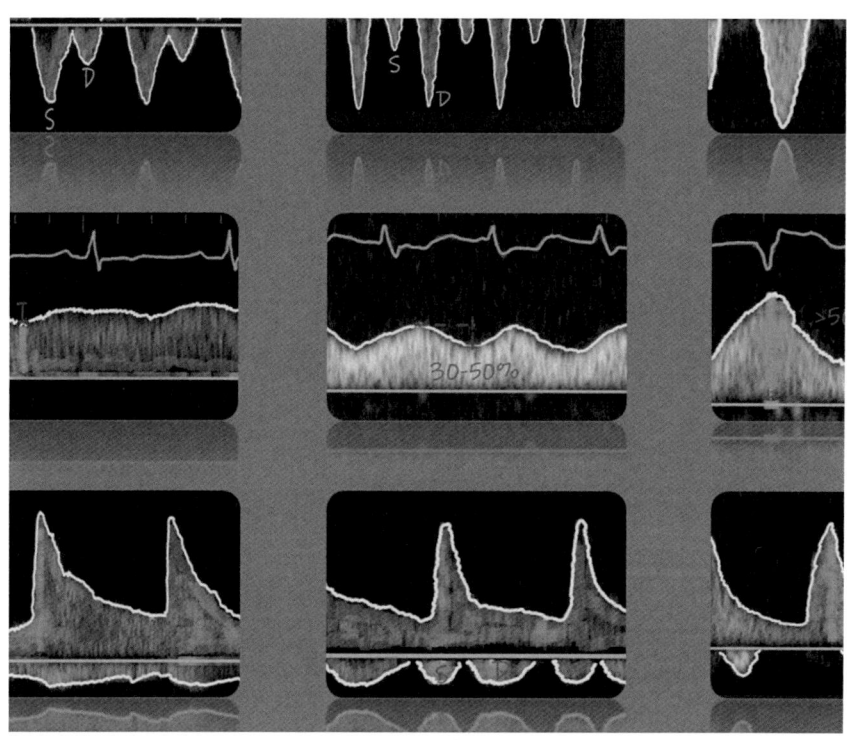

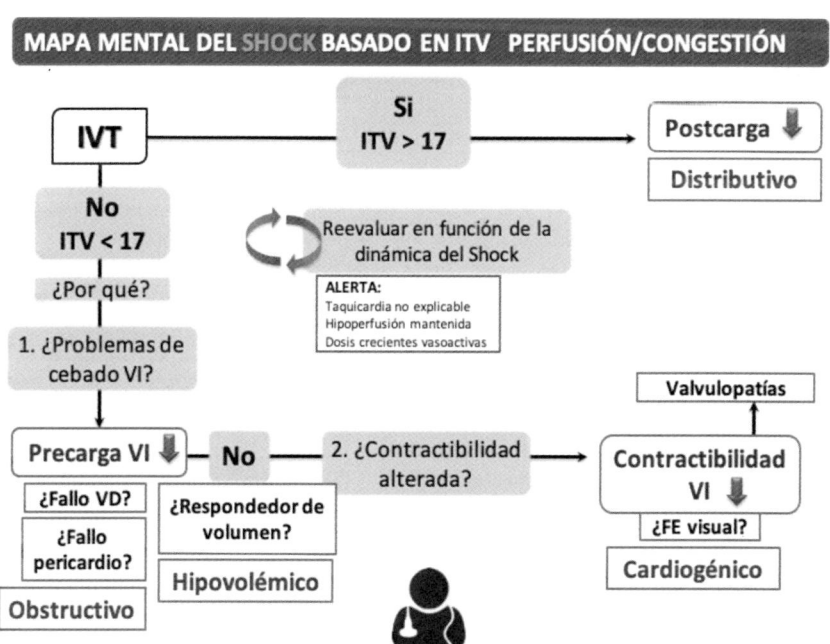

MAPA MENTAL DEL SHOCK **BASADO EN ITV PERFUSIÓN/CONGESTIÓN**

IVT

Si
ITV > 17 → Postcarga ⬇
Distributivo

No
ITV < 17

¿Por qué?

Reevaluar en función de la
dinámica del Shock

ALERTA:
Taquicardia no explicable
Hipoperfusión mantenida
Dosis crecientes vasoactivas

1. ¿Problemas de
cebado VI?

Precarga VI ⬇ — No — 2. ¿Contractibilidad
alterada?

¿Fallo VD?

¿Fallo
pericardio?

Obstructivo

¿Respondedor de
volumen?

Hipovolémico

Valvulopatías

Contractibilidad
VI ⬇

¿FE visual?

Cardiogénico

197

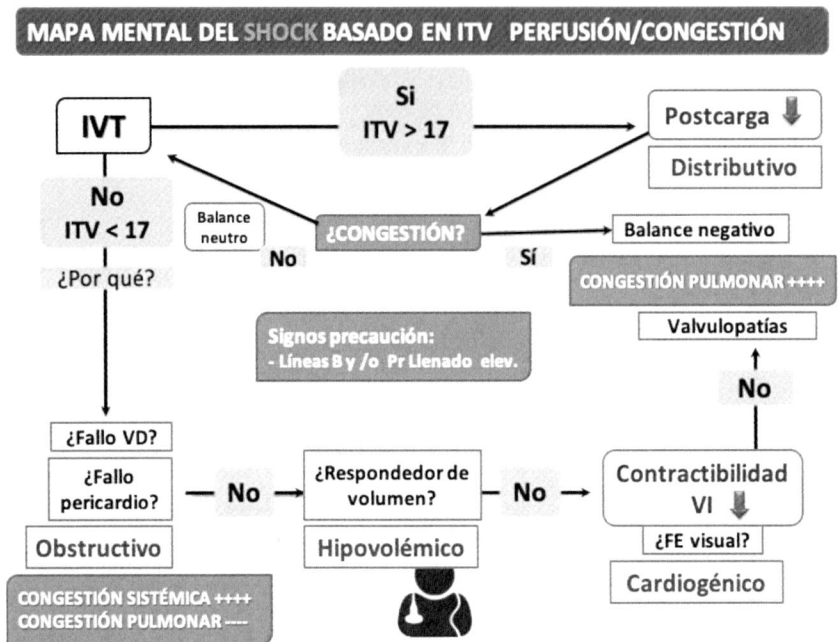

MAPA MENTAL DEL SHOCK BASADO EN ITV PERFUSIÓN/CONGESTIÓN

5. Puntos claves

• ¿Puedo medir el IVT? > Necesito A4C.

Es el centro del cálculo del IC, porque si el paciente tiene capacidad para eyectar un VS adecuado descartamos que el shock no sea distributivo. Un IVT >17 nos llevará a un shock distributivo; lo contrario deberá obligarnos a descartar más situaciones, o bien que sea mixto.

• ¿Está taponado? > Necesito SC/PET/PEL.

Si tengo un IVT < 17 deberé preguntarme por qué el corazón no es capaz de eyectar un VS adecuado. El patrón obstructivo, dada su gravedad y necesidad de respuesta inmediata, es el siguiente paso a descartar. Bien por colapso del VD por neumotórax a tensión, o bien por taponamiento cardiaco agudo.

• ¿Hay un neumotórax a tensión? > Ecopulmonar.

• ¿Puedo estimar la volemia? > Necesito SC.

• ¿Puede responder a volumen?   > Test EPP. Ecopulmonar.

Una vez descartado un problema de cebado del VD el paso siguiente es valorar una hipovolemia. En este caso, salvo en hipovolemia severa, el test EPP —bien por valoración TAM o bien por valoración de la IVT— nos puede ayudar para conocer que el paciente en shock puede responder a volumen. Otra cosa distinta es saber si lo necesita. Podemos valorar la VCI y su distensibilidad o bien su colapsabilidad. Recientemente se está incluyendo la valoración de la vena porta para cerrar la valoración de la volemia. (VExUS)

- ¿Puedo estimar FEVI? > Necesito A4C/PET/PEL.
- ¿Puedo valorar el VD? > TAPSE/ onda St VD/VI.
- ¿Tengo valvulopatías agudas? > Valoración no detallada.

Si el paciente tiene una adecuada volemia, el bajo VS calculado por IVT nos debe llevar a pensar en un problema cardiogénico. Para ello, deberemos valorar la FEVI por el método más rápido y añadir la valoración de la relajación para ver si cursa con aumento de las presiones de llenado. El VD deberemos explorarlo con TAPSE u onda S tricúspidea y con la relación VD/VI. En la valoración cardiogénica de forma global, debemos explorar la posibilidad de una valvulopatía reagudizada. Si la insuficiencia tricúspidea nos lo permite, podremos inferir la PSAP y la HTP existente.

La valoración de fluidos bajo control ecográfico se detalla por la valoración ecográfica pulmonar, que nos permitirá valorar los perfiles B y su bilateralidad, así como la extensión de la congestión pulmonar por derrame pleural. Para valorar la congestión sistémica, podemos tener en cuenta los estudios que buscan ver la pulsatilidad de la vena porta, al estar en un órgano encapsulado. (VExUS).

6. Bibliografía

1. Beaubien-Souligny, W.; Benkreira, A.; Robillard, P.; Bouabdallaoui, N.; Chasse, M.; Desjardins, G.; Lamarche, Y.; White, M.; Bouchard, J. y Denault, A. *Alterations in Portal Vein Flow and Intrarenal Venous Flow Are Associated*

with Acute Kidney Injury after Cardiac Surgery: A prospective observational cohort study. J Am Heart Assoc. 2018;7:e009961.

2. Cecconi, M.; De Backer, D.; Antonelli, M.; Beale, R.; Bakker, J.; Hofer, C.; Jaeschke, R.; Mebazaa, A.; Pinsky, M. R.; Teboul, J. L.; Vincent, J. L.; Rhodes, A. *Consensus on circulatory shock and hemodynamic monitoring. Task force of the European Society of Intensive Care Medicine.* Intensive Care Med. 2014 Dec; 40 (12): 1795-815.

3. Charron, C.; Caille, V.; Jardin, F. *et al. Echocardiographic mesurement of fluids responsiveness.* Cur Opin Crit Care 12. 249-254.

4. Expert Round Tableon Ultrasound in ICU. *International expert statement on training standards for critical care ultrasonography.* Intensive Care Med 2011 Jul; 37 (7): 1077-1083.

5. García-Montoto Pérez, F.; Mercadal Mercadal, J.; Borrat Frigola, X CAPÍTULO 17 Manejo del shock por ecografía funcional. En Protocolos de la UCI de Anestesia, 333-367. Madrid. España. AnestesiaR.org. ISBN: 978-84-09-25833-8

6. *International consensus statement on training standards for advanced critical care echocardiography. Expert Round Table on Echocardiography in ICU.* Intensive Care Med. 2014 May; 40 (5): 654-66.

7. Malbrain, M. L.; Van Regenmortel, N.; Saugel, B.; De Tavernier, B.; Van Gaal, P. J.; Joannes-Boyau, O.; ... & Monnet, X. (2018). *Principles of fluid management and stewardship in septic shock: it is time to consider the four D's and the four phases of fluid therapy.* Annals of intensive care, *8* (1), 66.

8. Marik, P. E.; Cavallazzi, R. *Does the Central Venous Pressure Predict Fluid Responsiveness? An Updated Meta-Analysis and a Plea for Some Common Sense*.* Crit Care Med 2013; 41 (7).

9. Mercadal, M. J.; Borrat, X.; Guido, R. y Zavala, E. *Ecocardiografía funcional en la unidad de reanimación como monitor hemodinámico.* Med Crit 2017; 31 (2): 84-92.

10. Mercado, P.; Maizel, J.; Beyls, C.; Titeca-Beauport, D.; Joris, M.; Kontar, L. *et al. Transthoracic echocardiography: an accurate and precise method for estimating cardiac output in the critically ill patient.* Critical Care 2017; 21: 136.

11. Monnet, X.; Marik, P. y Teboul, J. L. *Prediction of fluid responsiveness: an update*. Ann Intensive Care 2016. 6: 111-123.

12. Serna Gandía, M.; Vicho Pereira, R. (2016). *Conocimientos básicos en ecografía*. Anestesiar. Recuperado (07/03/2019) de http://anestesiar.org/2016/conocimientos-basicos-en-ecografia/

13. Vicho Pereira, R. *Manejo hemodinámico del shock* séptico en el *área de Críticos*. Rev electron AnestesiaR 2013; Vol 5 (9): 271

14. Viellard-Baron, A.; Chergui, K.; Rabiller, A. *et al. Superior vena cava collapsibility as a gauge of volume status in ventilated septic patients*. Intensive Care Med. 2004; 30: 1834-1837.

Acrónimos

- A4C: plano apical cuatro cámaras.
- A5C: plano apical cinco cámaras.
- AD: aurícula derecha.
- DP: Doppler pulsado.
- GC: gasto cardiaco.
- IC: índice cardiaco.
- IT: insuficiencia tricúspidea.
- IVC: índice de vena cava.
- IVT: integral de la velocidad por el tiempo.
- PET: plano paraesternal transverso.
- PVC: presión venosa central.
- SC: plano subcostal.
- TSVI: tracto de salida del ventrículo izquierdo.
- VCI: vena cava inferior.
- VS: volumen sistólico.

Capítulo 16.

Enfermedad coronaria aguda

Paz Martín Daniel
Anestesia y Cuidados Intensivos
Clínica Universidad de Navarra

La ecocardiografía, en sus múltiples modalidades, juega un papel esencial en la evaluación de la enfermedad coronaria. Su uso en el diagnóstico diferencial del paciente con dolor torácico permite rápidamente descartar otras patologías graves, como la disección de aorta.

En el paciente con elevación de enzimas cardiacas, independientemente de que debute con o sin elevación del ST, la ecocardiografía es la primera exploración a realizar. Permite evaluar la presencia o ausencia de disfunción ventricular, valorar la situación hemodinámica del paciente, así como la aparición de complicaciones (1).

Infarto agudo de miocardio (IAM)

Se define cuando hay evidencia de daño miocárdico (elevación de troponinas cardiacas a valores superiores al percentil 99 del límite superior de referencia), con presencia de necrosis en un contexto clínico compatible con isquemia miocárdica. Habitualmente se presenta como un cuadro de dolor torácico asociado a alteraciones en el electrocardiograma (ECG), con una duración mayor de 20 minutos (2).

En función de si se presenta con o sin elevación del ST, el tratamiento difiere.

La duración y severidad de la isquemia miocárdica, determina el grado de disfunción de las paredes miocárdicas. El papel de la ecografía en la cardiopatía isquémica se basa en la detección de alteraciones regionales de la contractilidad y en el diagnóstico de complicaciones debidas al IAM.

Perfusión miocárdica

Las paredes miocárdicas se dividen en función de la perfusión miocárdica. Con el objetivo de estudiar la contractilidad segmentaria, el VI se divide en múltiples segmentos. La función sistólica depende de la evaluación de la contractilidad de cada segmento. Clásicamente el miocardio ese divide en 16 segmentos, al que posteriormente le agregaron otro más, el apical (3). Cada pared tiene un segmento apical, medio y basal y se denominan en función de la cara del corazón en inferobasal, anteroapical, etc. (Figura 1).

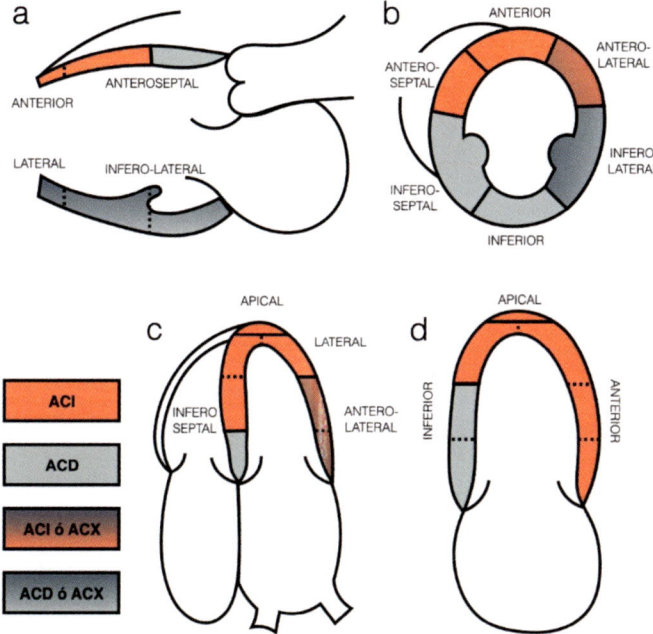

Figura 1.

La región anteroseptal, viene fundamentalmente irrigada por la arteria coronaria izquierda. La coronaria derecha es responsable del flujo del VD, parte del septo y de la cara inferior. La arteria circunfleja se encarga de la cara inferolateral o la anterolateral, en función de la anatomía.

Las alteraciones segmentarias de la contractilidad se clasifican como:

- Función normal
- Hipoquinesia
- Aquinesia (ausencia de engrosamiento miocárdico)
- Disquinesia (movimiento paradójico durante la contracción sistólica)
- Región aneurismática (deformación sistólica y diastólica)

Valoración del IAM de VI

En primer lugar, se debe valorar el tamaño y la función global del ventrículo izquierdo (VI), que viene determinada por la fracción de eyección (FE).

En un plano paraesternal longitudinal se valorará el tamaño del VI, en un modo M por debajo de la válvula mitral y en diástole. Es necesario que la medición sea perpendicular al septo y que los bordes estén bien definidos. En el mismo punto se puede medir la FEVI a partir de la fórmula de Teicholz, pero no se recomienda en caso de alteraciones segmentarias debido a que puede infra o supraestimar su valor. Se prefiere la fórmula de Simpson, que se adquiere en un plano apical cuatro cámaras. Este método también requiere una adecuada visualización de los bordes endocárdicos y se ve afectado por las alteraciones segmentarias de la contractilidad, aunque en menor medida que el método de Teicholz, ya que abarca más segmentos miocárdicos (Figura 2).

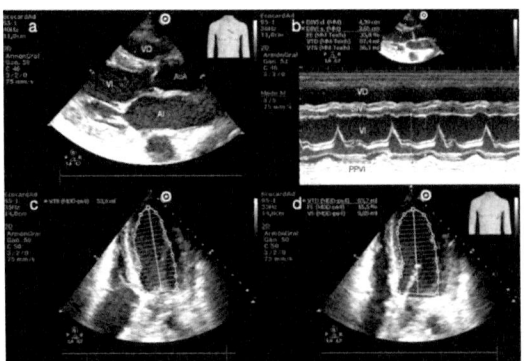

Figura 2.

Visualmente se deben detectar las alteraciones segmentarias de la contractilidad que se observan como defectos de engrosamiento miocárdico en alguno de los segmentos (Figura 2). La contractilidad global se puede valorar de un modo cualitativo cuando hay alteraciones segmentarias o cuando no se definen bien los bordes endocárdicos (Figura 3).

Valoración del IAM de VD

El VD se ve normalmente afectado en los IAMCEST en los que se ve afectada la pared inferior. El diagnóstico se hace por la presencia de elevación del ST mayor o igual a 1mm en las derivadas aVR, V1, y/o en las precordiales derechas (V3R and V4R).

La aparición de asinergias en la ecografía del VD es sugestivo de IAM. El VD puede también provocar un cuadro de shock, acompañado de la clásica triada de hipotensión e ingurgitación yugular sin alteración de los pulmones. En este caso, la congestión aparece en la circulación del lado derecho (riñones, hígado, bazo, etc.). La función global se puede valorar con los parámetros TAPSE, S tisular, FE del VD.

Complicaciones

Shock cardiogénico

El shock cardiogénico se define como hipotensión persistente (PAS < 90 mmHg) en ausencia de hipovolemia con signos de hipoperfusión (2).

El shock suele asociarse a infarto extenso del VI, pero en ocasiones puede ser causado por daño del VD. Se debe realizar una ecocardiografía de urgencia para descartar complicaciones mecánicas y valorar la función de ambos ventrículos.

Tras el IAM, el VI sufre un remodelado con adelgazamiento de las zonas isquémicas y con un engrosamiento de las zonas sanas para compensar las alteraciones segmentarias. Este proceso puede llevar al fallo de VI, con aumento de presiones en las cámaras izquierdas y la aparición de edema agudo de pulmón (EAP). El EAP se visualiza mediante ecografía como la aparición de más de 3 líneas B partiendo de la línea pleural y que se movilizan con la respiración, en ambos pulmones. La ecografía permite monitorizar la mejoría del fallo cardiaco y la desaparición de las líneas B tras el tratamiento deplectivo y/o inotrópico (Figura 4).

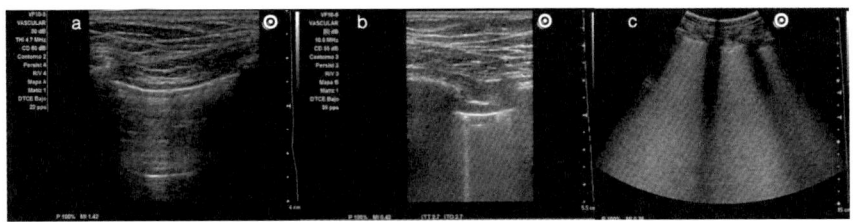

Figura 4.

Rotura cardiaca

El defecto septal y la rotura de la pared libre del VI suelen aparecer entre el día 1 y 7, en función de la gravedad del defecto. Son fáciles de diferenciar en la ecografía aplicando el Doppler color, que muestra zonas de flujo turbulento. En el caso de una rotura hacia el pericardio, se acompaña de un derrame pericárdico, característicamente con material ecogénico (sangre).

Clínicamente se puede manifestar únicamente como dolor precordial o como colapso hemodinámico con o sin disociación electromecánica (Figura 5).

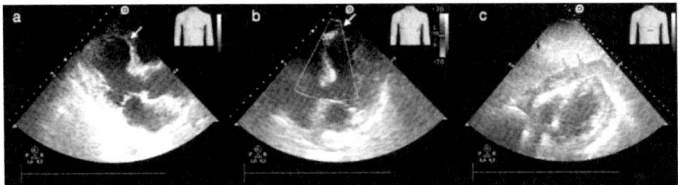

Figura 5.

Insuficiencia mitral por remodelado

Es una de las complicaciones más frecuentes tras el IAM. Los mecanismos implicados son:

- Dilatación del VI y del anillo mitral, que característicamente provoca una IM central (Figura 6).
- Rotura o disfunción del músculo papilar. Genera un jet de regurgitación clásicamente excéntrico hacia el lado del velo contralateral al afectado. Se puede visualizar como una masa ecogénica conectada a la VM que se prolapsa en la AD en sístole y se moviliza hacia el VI durante la diástole.
- Movimiento sistólico anterior de la mitral (SAM, *systolic anterior motion*).

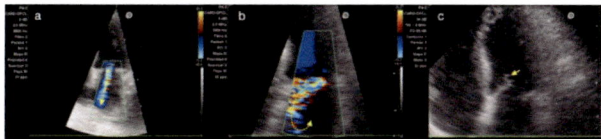

Figura 6.

Trombosis intraventricular

Los trombos intraventriculares se generan cuando la función miocárdica se ve severamente afectada. Su localización es frecuente en la zona apical tras un IAM anterior extenso, cuando el ápex acinético favorece el enlentecimiento de la sangre en esa zona y la aparición de trombos como consecuencia de ello. El plano en el que mejor se visualiza es en el subcostal, que ofrece una mejor resolución del ápex. Se debe sospechar en pacientes con eventos cardioembólicos tras un IAM extenso (Figura 7).

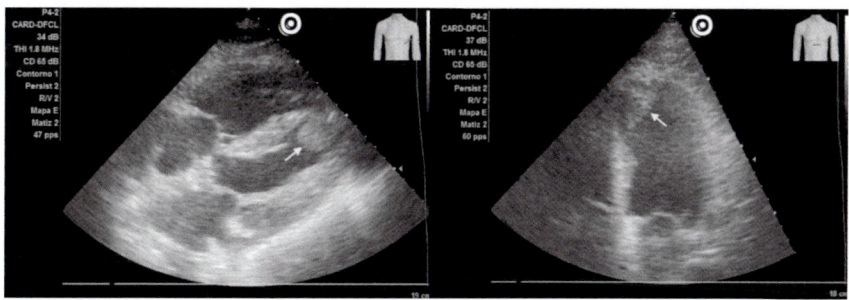

Figura 7.

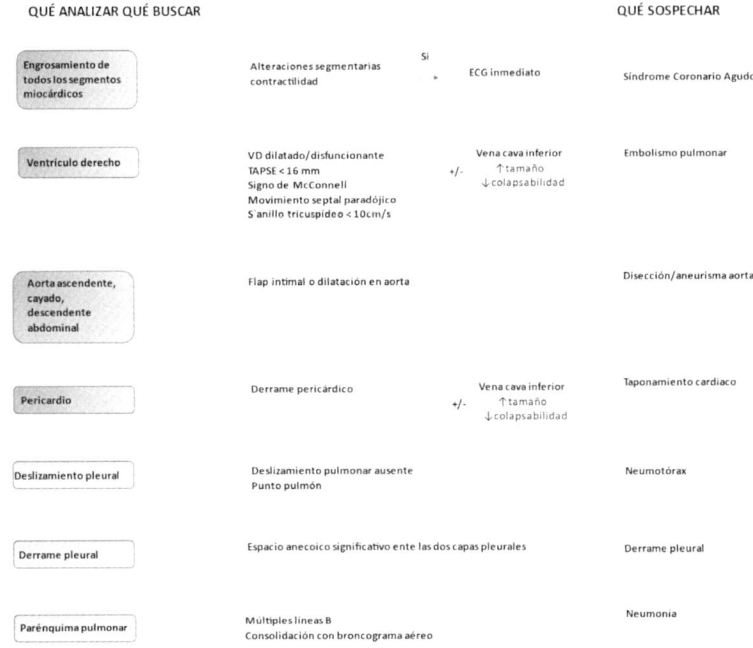

QUÉ ANALIZAR	QUÉ BUSCAR			QUÉ SOSPECHAR
Engrosamiento de todos los segmentos miocárdicos	Alteraciones segmentarias contractilidad	Sí →	ECG inmediato	Síndrome Coronario Agudo
Ventrículo derecho	VD dilatado/disfuncionante TAPSE < 16 mm Signo de McConnell Movimiento septal paradójico S anillo tricuspídeo < 10cm/s	+/-	Vena cava inferior ↑tamaño ↓colapsabilidad	Embolismo pulmonar
Aorta ascendente, cayado, descendente abdominal	Flap intimal o dilatación en aorta			Disección/aneurisma aorta
Pericardio	Derrame pericárdico	+/-	Vena cava inferior ↑tamaño ↓colapsabilidad	Taponamiento cardiaco
Deslizamiento pleural	Deslizamiento pulmonar ausente Punto pulmón			Neumotórax
Derrame pleural	Espacio anecoico significativo ente las dos capas pleurales			Derrame pleural
Parénquima pulmonar	Múltiples lineas B Consolidación con broncograma aéreo			Neumonia

Figura 8.

Bibliografía

1. Petros Nihoyannopolous and Fausto Pinto. Ischaemic heart disease. En Leda Galiuto. The EAE textbook of echocardiography. Oxford: 2011; 371-385.

2. Grupo de Trabajo de la Sociedad Europea de Cardiología (ESC) para el tratamiento del infarto agudo de miocardio en pacientes con elevación del segmento ST. Guía ESC 2017 sobre el tratamiento del infarto agudo de miocardio en pacientes con elevación del segmento S. TRev Esp Cardiol.2017;70(12): 1082.e1-e61. DOI: 10.1016/j.recesp.2017.10.048.

3. N B Schiller, *et al.* Recommendations for quantitation of the left ventricle by two-dimensional echocardiography. American Society of Echocardiography Committee on Standards, Subcommittee on Quantitation of Two-Dimensional Echocardiograms. J Am Soc Echocardiogr. Sep-Oct 1989; 2 (5): 358-67. doi: 10.1016/s0894-7317(89)80014-8. DOI: 10.1016/s0894-7317(89)80014-8.

Capítulo 17.

Derrame pericárdico

García Montoto Pérez Fernando.
Complejo Universitario de Cáceres
Serna Gandía María.
Hospital de Denia. Alicante

- El derrame pericárdico es una patología frecuente que puede ser diagnosticada con precisión por diferentes especialistas con la ayuda de POCUS (*Point of Care Ultra Sounds*).
- La gravedad del derrame pericárdico se puede determinar con la combinación de hallazgos clínicos y ecográficos.
- En determinados contextos clínicos la pericardiocentesis de emergencia guiada por ultrasonidos puede ser un procedimiento que salve vidas.

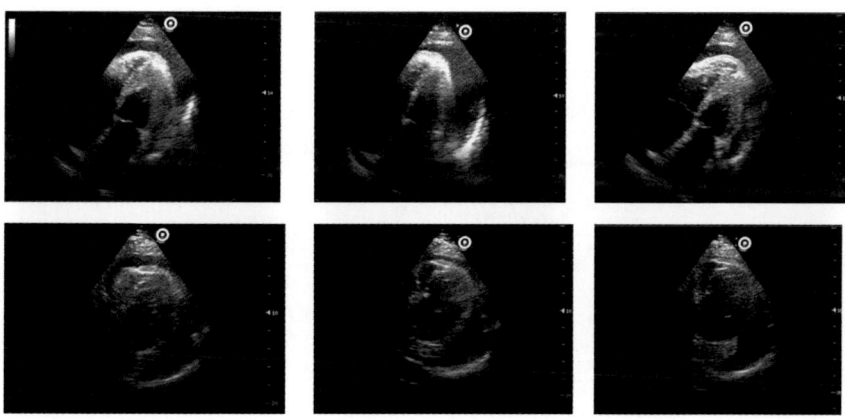

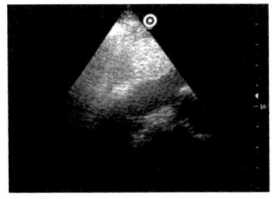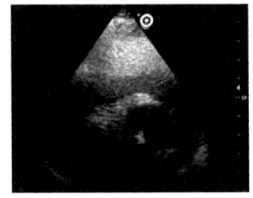

Imagen 1. Derrame pericardico severo. A4C, PET y SC.

Definimos el derrame pericárdico (DP) como la presencia de fluido con una cuantía mayor de 50 mL, y puede estar causado por procesos tumorales, uremia, traumatismos, infecciones o enfermedades reumáticas. La ecografía a pie de cama nos permite un diagnóstico rápido y no invasivo del DP agudo con taponamiento cardiaco. Los hallazgos clínicos (triada de Beck: hipotensión, ingurgitación yugular y tonos cardiacos apagados) pueden no ser tan específicos. Así con POCUS en la atención de emergencia puede ganar un tiempo crítico y salvar vidas en situaciones de taponamiento agudo cardiaco. Puede incluso incorporarse esta herramienta en médicos no cardiólogos en diferentes escenarios, llegando incluso a una precisión de diagnóstico del derrame pericárdico del 95 % comparado con el ETT.

El tejido pericárdico es altamente ecogénico (brillante, apariencia blanca). Contiene un espacio virtual con muy escasa cantidad de líquido (normalmente 10 mL). Este líquido no se ve, y se observa solo una capa hiperecoica adyacente al miocardio. El DP se visualiza como una banda anecoica (negra) que rodea el corazón y separa la zona ecogénica del pericardio parietal (Imagen 1). Normalmente se acumulará inicialmente hacia zona posterior. Debemos de intentar reconocer el DP loculado por el importante compromiso hemodinámico que puede llegar a producir con pequeñas cantidades de líquido. Y además distinguir imágenes que pueden llevarnos a error, como la grasa epicárdica. La diferenciación del DP loculado es que no se movilizará en la exploración al pasar de decúbito supino a lateral. Así también el derrame pleural puede llevarnos a error y deberá explorarse la base pulmonar para su diagnóstico diferencial.

El DP tendrá un efecto hemodinámico dependiendo tanto del volumen como de la velocidad de instauración. Una expansión lenta del DP (por ejemplo, derrame maligno) puede llegar a ser bastante grande (> 2000 ml) con poco aumento de la presión pericárdica. Mientras que el rápido acúmulo de incluso un pequeño volumen de líquido (50-100 ml) puede conducir a un marcado aumento de la presión pericárdica (por ejemplo, perforación del miocardio durante la colocación de un cable de marcapasos). El taponamiento cardiaco es un diagnóstico clínico que ocurre cuando la presión dentro del pericardio excede a la presión de las cámaras cardiacas. Y por ello se produce una alteración del llenado cardiaco. Ante una situación de shock, con un derrame pericárdico circunferencial debe establecerse una sospecha clínica (Imagen 2).

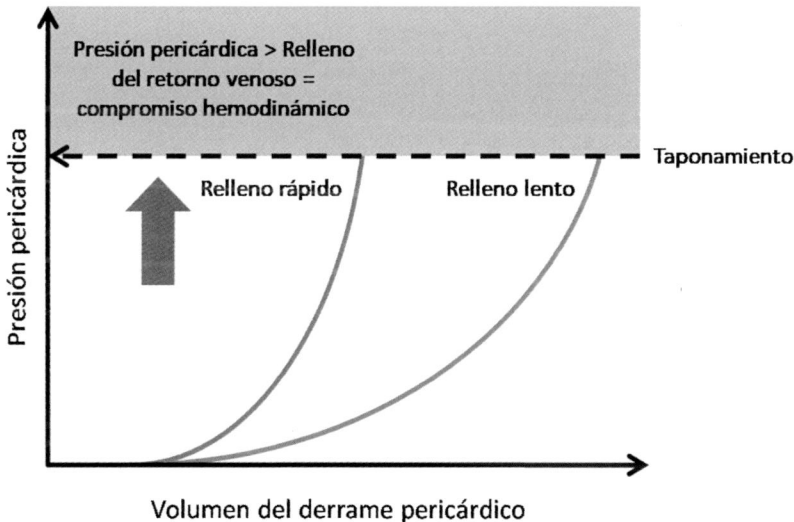

Imagen 2. Presión pericardica y volumen del DP.

Pericardiocentesis

La técnica guiada por ecografía se ha desarrollado desde los años 70. La intervención para resolver un DP que requiera una pericardiocentesis está en general indicado para derrames > 20 mm. La disección de aorta es una contraindicación absoluta. Exceptuando la pericardiocentesis de emergencia, las contraindicaciones relativas incluyen la coagulopatía no corregida, el tratamiento anticoagulante, trombocitopenia (plaquetas <50 000 / mm3) y derrames pequeños, posteriores o loculados. La tasa de éxito guiada por ultrasonido es del 97 % con una tasa general de complicaciones del 4,7 % y de complicaciones mayores de entre 1,3-1,6 %.

No hay una técnica estrictamente definida ni estandarizada. El abordaje más común es el subcostal o subxifoideo, junto con el apical y el paraesternal. Se debe localizar el sitio que por ecografía presente una colección mayor de líquido. Se realiza un abordaje a tiempo real para visualizar la aguja. El paciente se colocará en ligero anti-Trendelenburg, que puede aumentar la ventana de acceso. En ocasiones es más fácil realizarlo por dos operadores, uno se encarga de la visualización de la aguja de forma ecoguiada, y el segundo operador de su avance. La ecografía además informa de la profundidad óptima y su monitorización.

1. En el abordaje subcostal o subxifoideo se introduce una aguja larga del calibre 16 o 18 o un angiocatéter insertándolo debajo de la apófisis xifoidea y el margen costal izquierdo, en un ángulo menor de 30º. Dirigiremos la aguja hacia el hombro izquierdo y avanzamos lentamente mientras se aspira bajo control ecoguiado.

2. El abordaje paraesternal utiliza el quinto espacio intercostal izquierdo, abordando por encima del borde costal y 1 cm lateral al esternón.

3. El abordaje apical se introduce la aguja 1cm lateral al latido del ápice, en ángulo hacia el hombro derecho. En caso de emergencia es el abordaje menos recomendado.

Cabe destacar también el novedoso abordaje con sonda de alta frecuencia (los previos se realizan con sondas de baja frecuencia) que permite la visualización en tiempo real del trayecto de la aguja. Es decir, los abordajes clásicos son fuera de plano, y este se realiza en plano. Para ello se identifica el esternón, vaso torácico interno, deslizamiento pleural, derrame pleural y borde miocárdico. El ecógrafo se sitúa a la izquierda del paciente y el operador a la derecha. Se realiza la punción en el borde externo izquierdo del esternón con visualización continua del avance de la aguja. Las limitaciones serán DP posteriores, o la existencia de enfisema (Imagen 3 y 4).

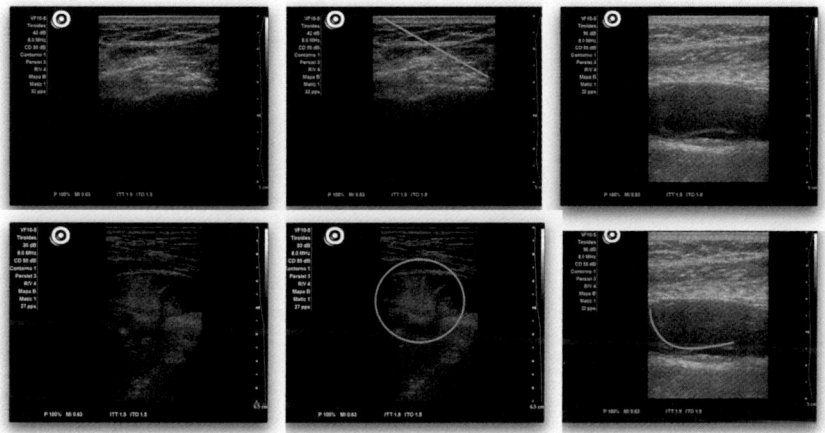

Imagen 3. Pericardiocentesis sobre plano. Imágenes de la aguja, gelafundina agitada para control y de guía inserta en DP.

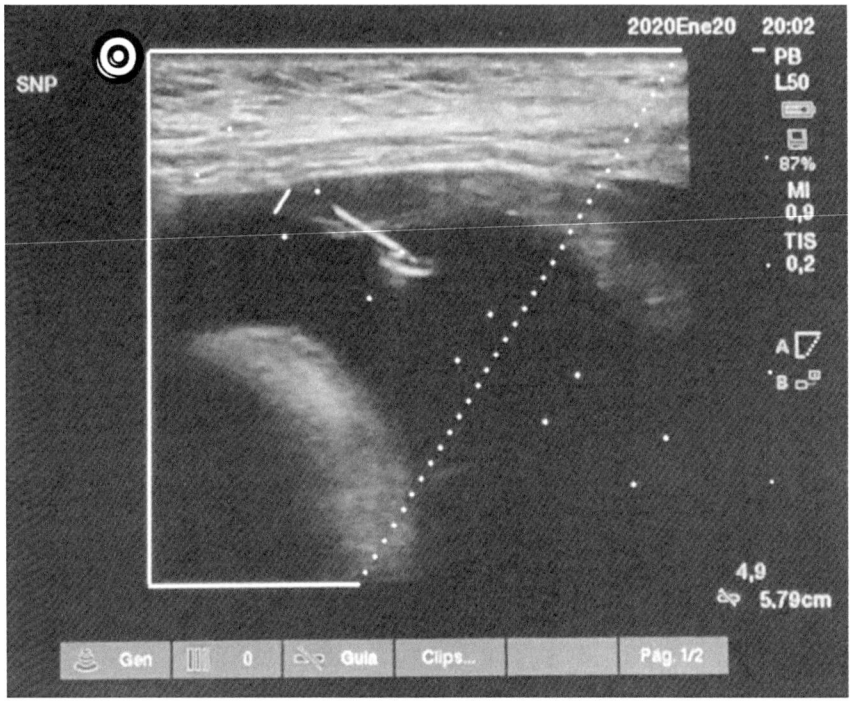

Imagen 4. Pericardiocentesis avance de la aguja sobre plano.

Una vez llegamos a la cavidad pericárdica y aspiramos líquido podremos o bien realizar el drenaje puntual o dejar un catéter tipo *pig-tail*. Este último debe colocarse solo tras confirmar la correcta ubicación de la aguja en el espacio pericárdico. Esta confirmación se puede lograr inyectando solución salina agitada, o reinyectando algunos mililitros por una llave de tres vías. En caso de normoposicionamiento veremos un flujo turbulento y burbujas dentro del espacio pericárdico. Como criterio se podrá retirar el catéter de *pig-tail* cuando tengamos menos de 25-30 mL de drenaje en 24h.

Claves:
1. Diferenciar los derrames pleurales y pericárdicos.
2. Diferenciar la grasa epicárdica (suele situarse solo en la parte anterior).

3. Valorar la posibilidad de la existencia de drenaje loculados, que pueden producir gran compromiso hemodinámico con poco volumen.

4. Hay que recordar que el taponamiento cardiaco es un diagnóstico clínico, que conlleva una correcta anamnesis, exploración física y ecográfica.

5. La valoración de la VCI dilatada tiene gran sensibilidad (97 %) por lo que su ausencia nos indica que no estará taponado.

Bibliografía

1. Tubaro, M.; Vranckx, P.; Price, S.; Vrints, C., & Bonnefoy, E. (Eds.). (2021). *The ESC textbook of intensive and acute cardiovascular care*. Oxford University Press.

2. Armstrong, W. F., & Ryan, T. (2011). *Ecocardiografía de feigenbaum*. Wolters Kluwer Health.

3. Martín Moreiras, J.; Cruz González, I.; Solís Martín, J.; Fernández-Friera, L.; Llano Cardenal, M. Manual de imagen en cardiología. In Cardiología. Sed, editor. Madrid: Pulso ediciones, SL.; 2011.

4. Osman, A.; Chuan, T. W.; Ab Rahman, J.; Via, G., & Tavazzi, G. (2018). Ultrasound-guided pericardiocentesis: a novel parasternal approach. *European Journal of Emergency Medicine, 25* (5), 322.

5. Gluer, R.; Murdoch, D.; Haqqani, H. M.; Scalia, G. M., & Walters, D. L. (2015). Pericardiocentesis–How to do it. *Heart, Lung and Circulation, 24* (6), 621-625.

6. Soni, N. J.; Arntfield, R., & Kory, P. (2019). *Point of care ultrasound e-book*. Elsevier Health Sciences.

Capítulo 18.

Disección de aorta

Mónica Nájar Subias
Hospital Sal Jorge de Huesca
José M. Sistac Ballarín
Hospital Universitario Arnau de Vilanova de lleida

Ecografía transesofágica. ETE (Técnica de elección)

1. Preparación

a. Anestésica tópica para oro-
   faringe, material para seda-
   ción y canalización de vía
   endovenosa (Figura 1).

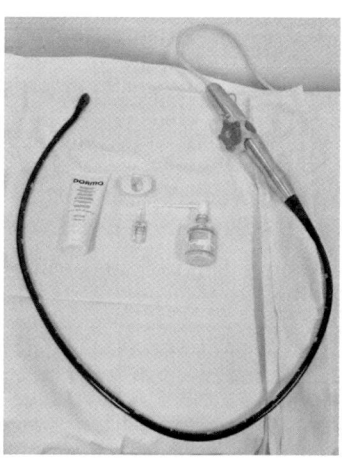

Figura.1. ETE, abrebocas, anestésico local, benzodiacepina intravenosa.

b. Ecoendoscopio. Transductor de alta frecuencia y multiplanar (Figura 2).

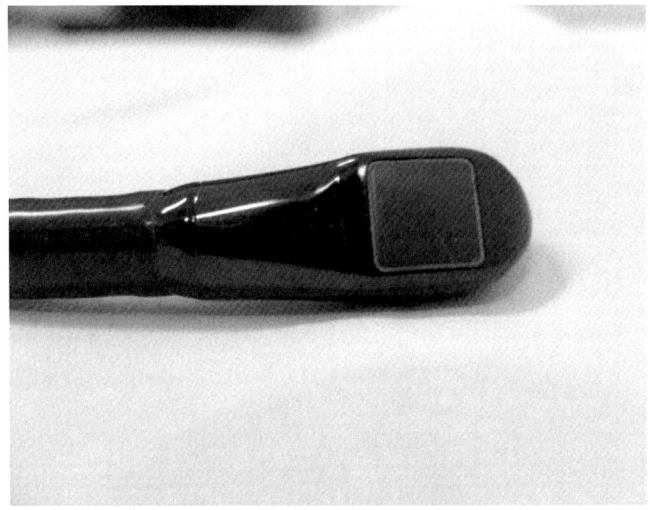

Figura 2. Sonda multiplanar del ETE.

c) Posición del paciente: decúbito lateral izquierdo.

2. Sistemática de exploración

La aorta se estudia en tres fases conforme se avanza el ecoendoscopio:

A. Raíz aorta y aorta torácica ascendente:

1. Plano esofágico alto 0-10º: valorar arco aórtico en eje largo.
2. Plano medioesofágico 0-10º: visualizar aorta ascendente en eje corto adyacente a la arteria pulmonar principal.
3. Plano medioesofágico 30-50º: permite ver la válvula aórtica en eje corto.
4. Plano medioesofágico: exploración de la válvula aórtica en eje largo.

B. Aorta descendente:
1. Eje corto de aorta descendente. Desde el plano medio esofágico 0°, girar el transductor a la izquierda para visualizar aorta descendente l. Rotando el transductor 90° se visualiza el eje largo de la aorta descendente.

Se recomienda el uso de Doppler color en todas las proyecciones para la valoración de flujos.

3. Patrón ecográfico de disección aórtica

El diagnóstico de disección aórtica se confirma mediante la presencia de flap intimal que separa la verdadera y la falsa luz y la existencia de flujo a los lados del flap como criterios directos.
- Trombos en la falsa luz: más frecuente en la disección de aorta descendente. Separación de las paredes de la aorta.
- Desplazamiento de la calcificación de la íntima.
- Otros: insuficiencia de la válvula aórtica, derrame pericárdico, disfunción ventricular.

4. Hallazgos ecográficos

- Presencia de doble luz vascular, verdadera y falsa: existen una serie de criterios ecográficos que permiten diferenciar cuál es la luz verdadera y cuál de ellas la falsa.
- Flap intimal: colgajo en la íntima que divide la aorta en dos luces.
- Hematoma intramural: engrosamiento circular y creciente en la pared aórtica.

	Luz verdadera	Luz falsa
• Tamaño en sístole • Diámetro respecto a aorta • Pulsación • Dirección del flujo • Tipo de flujo • Desplazamiento del flap • intimal	Aumenta Pequeño Expansión sistólica Sistólico anterógrado Laminar, sistólico y precoz Hacia la luz falsa	Disminuye Grande Compresión sistólica Sistólico disminuido, ausente o retrógrado Lento y arremolinado Hacia la luz verdadera

5. Algoritmo diagnóstico ETE

DOBLE LUZ aórtica v/o

FLAP intimal

NO   SÍ

Signos indirectos:

Trombo   DISECCIÓN AÓRTICA

Calcificación íntima

Insuf. Aórtica

SÍ   NO

Posible   Realizar
DA   ETT/TC/RNM

(puntos ciegos)

Ecografía Transtorácica. Ett

1. Preparación

a. Tipo de sonda: sectorial de baja frecuencia (phased array). 2,5Mhz

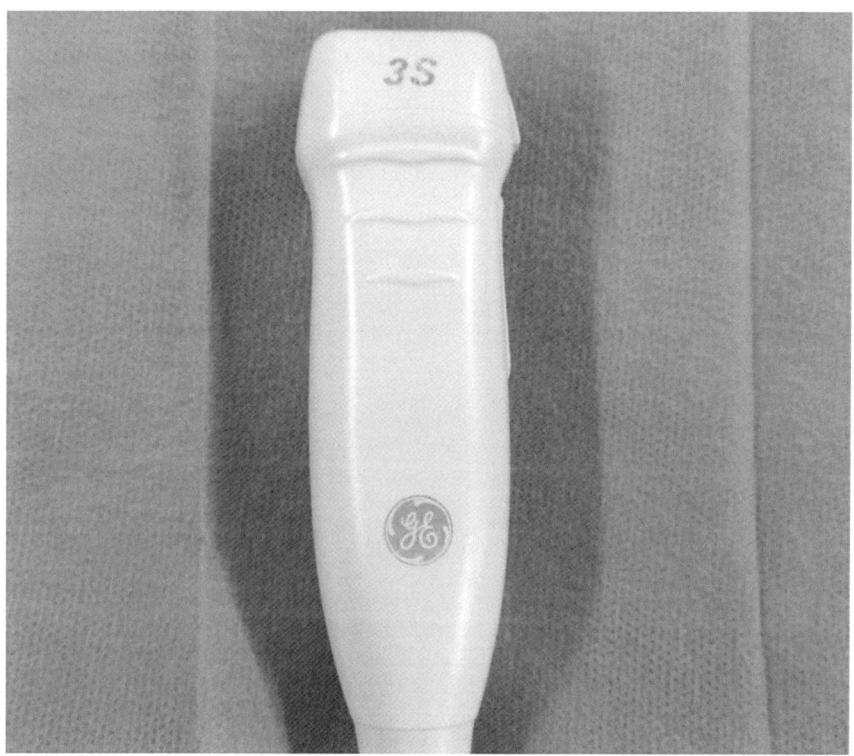

Figura 3. Sonda sectorial.

b. Posición del paciente: decúbito lateral izquierdo. Se deben explorar varios planos para poder visualizar la aorta. Es importante definir una sistemática de exploración con el fin de realizar una visualización completa.

2. Sistemática de exploración

- Vista paraesternal izquierda eje largo y eje corto: permite visualizar raíz aórtica, aorta ascendente y parte de aorta descendente.
- Vista supraesternal: permite visualizar el cayado aórtico y la porción proximal del tronco braquiocefálico.
- Vista subcostal: aorta abdominal (a la izquierda de la cava inferior) hasta mesentérica superior aproximadamente.
- Apical (2 y 4 cámaras): aorta descendente.

Vista paraesternal izquierda eje largo y eje corto: permite visualizar raíz aórtica, aorta ascendente y parte de aorta descendente (Figura 4).	
Vista supraesternal: permite visualizar el cayado aórtico y la porción proximal del tronco braquiocefálico (Figura 5).	
Vista subcostal/Subxifoidea: aorta abdominal (a la izquierda de la cava inferior) hasta mesentérica superior aproximadamente (Figura 6).	
Apical (2 y 4 cámaras): aorta descendente (Figura 7).	

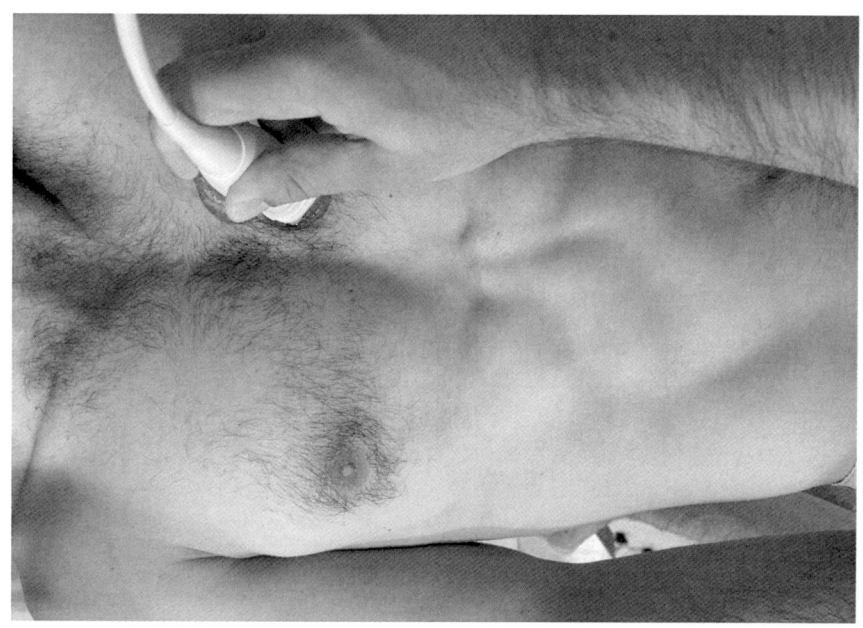

Figura 4.

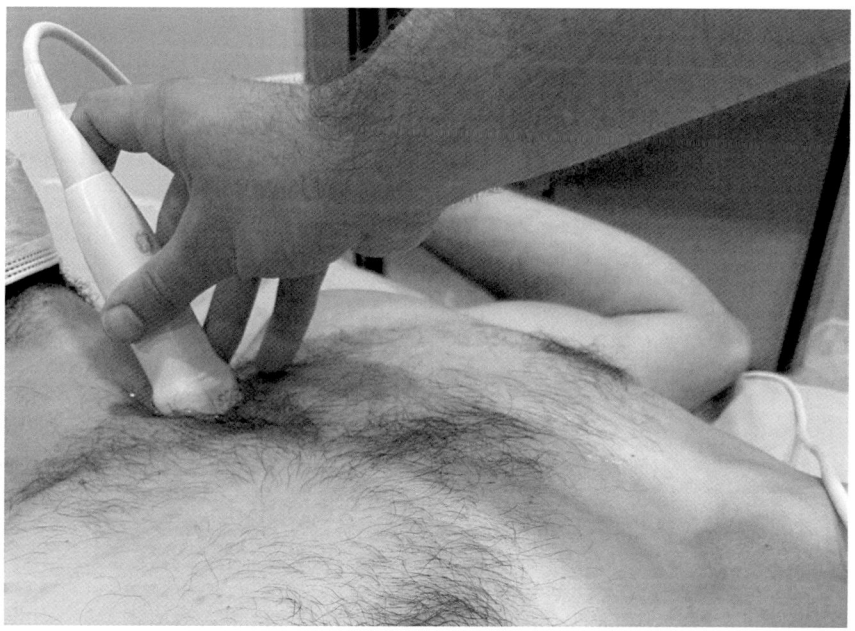

Figura 5.

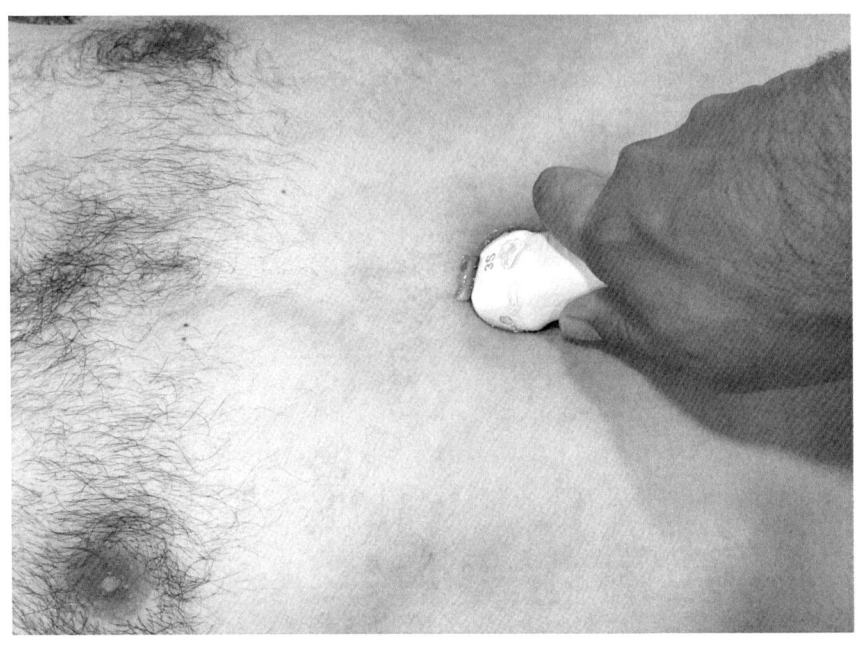

Figura 6.

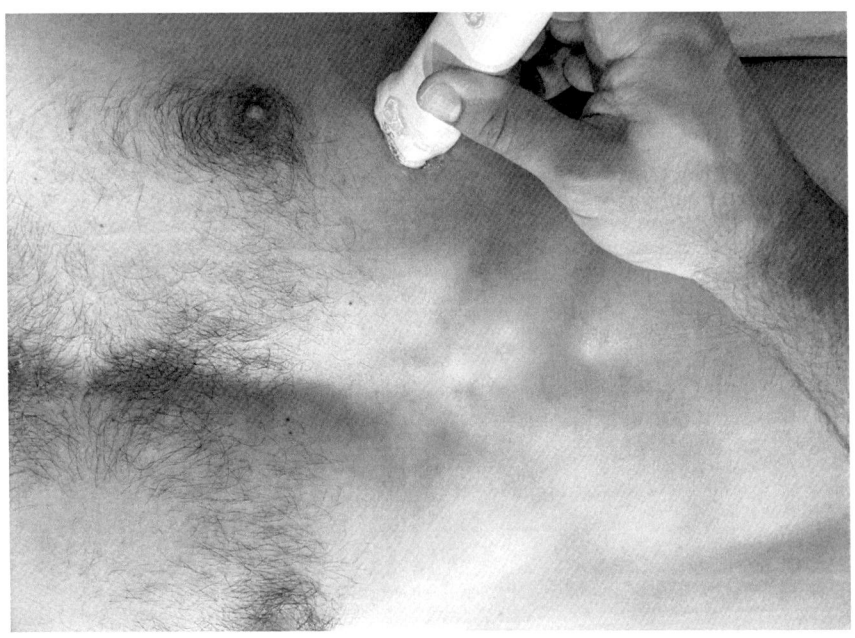

Figura 7.

3. Patrón ecográfico de disección aórtica

- Flap intimal en el territorio afectado.
- Presencia de luz verdadera y falsa.
- Hematomas y trombos intramurales.
- Signos indirectos: insuficiencia aórtica, derrame pericárdico, disfunción ventricular.

4. Algoritmo Diagnóstico Ett

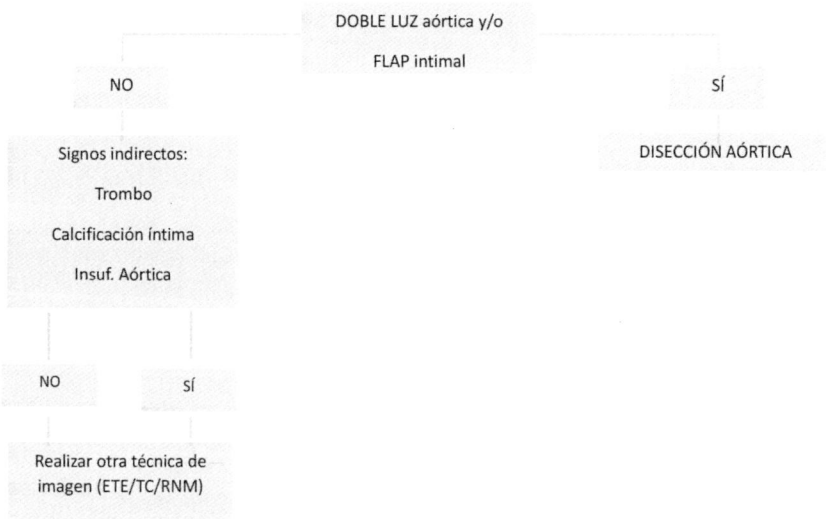

5. Algoritmo De Resolución Disección De Aorta

DOLOR TORÁCICO-Abdominal

Síncope, shock, diferencia pulsos o TA, ensanchamiento mediastínico, masa pulsátil abdomen

Monitorización en reanimación/vitales/UCI

Vigilancia estrecha (estabilización si precisa)

O₂, vías gruesas, control hipertensión arterial

ECG → IAM o SCA → Seguir protocolo

NORMAL

O inespecífico

Sedación/anestesia si precisa

ETE/ETT/ECO

ABDOMEN

Falsa luz, FLAP, Trombo intramural, signos indirectos

NO DISECCIÓN

Ni signos indirectos

TAC/RNM → NORMAL

Estabilización/IOT/UCI

Preparación para cirugía

Reserva de sangre/transfusión

Disección

No disección. Plantear diagnóstico diferencial

CIRUGÍA URGENTE

Valorar exploraciones adicionales (TAC, RNM)

6. Puntos clave

- El síndrome aórtico agudo puede ser correctamente diagnosticado mediante ecocardiografía con la ventaja de poder ser realizada en la cabecera del paciente evitando traslados a salas de radiografía cuando el paciente está inestable.
- La presencia de un flap que divide la luz aórtica en dos es signo característico y diagnóstico de disección aórtica.
- La ETE es la técnica ecográfica de elección ante la sospecha de disección aórtica, aunque su exploración debe ser complementada, al menos, con ETT debido a la existencia de puntos ciegos en el trayecto aórtico.
- La disección de aorta abdominal puede ser diagnosticada mediante ecocardiografía hasta un nivel del tronco celiaco en el 100 % de los casos pudiéndose hacer cálculos de distancia a las arterias renales.

8. Bibliografía

1. Evangelista, A.; Flachskampf, F. A.; Erbel, R.; Antonini-Canterin, Vlachopoulos, C.; Rocchi, G.; Sicari, R.; Nihoyannopoulos, P.; Zamorano, J. on behalf of the European Association of Echocardiography. Echocardiography in aortic diseases: EAE recommendations for clinical practice. *European Journal of Echocardiography* 2010; 11: 645-658.
2. Labovitz, A. J.; Noble, V. E.; Bierig, M.; Goldstein, S. A.; Jones, R.; Wei, K. *et al.* Focused cardiac ultrasound in the emergent setting a consensus statement of the American College of Emergency Physicians. J. Am. Soc. Echocardiogr. 2010; 23: 1225-30.
3. Carmona, P.; Pérez-Boscá, J. L.; Marqués, J. I.; Mateo, E., de Andrés, J. Papel de la ecocardiografía transesofágica perioperatoria en la patología de la aorta. Cir. Cardiov. 2014; 21 (1): 37-48.

4. Doxastakis, G. B.; D´Ovidio, A. H. Utilidad de la ecocardiografía transesofágica en el diagnóstico de disección aórtica aguda. Rev Fed Arg Cardiol.
   2017; 46 (2): 57-63.

Capítulo 19.

Inserción de marcapasos transitorio

Mónica Nájar Subias
Hospital Sal Jorge de Huesca
José M. Sistac Ballarín
Hospital Universitario Arnau de Vilanova de lleida

Ecografía para el acceso vascular

Preparación

a. Ecógrafo. Sonda lineal de alta frecuencia: 5-15 MHz (Figura 1).

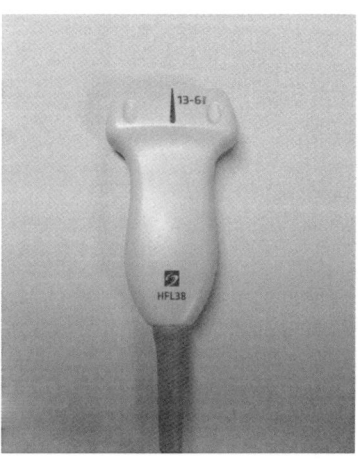

Figura 1. Sonda lineal de alta frecuencia.

b. Material necesario: funda estéril para sonda. Campo estéril y kit de punción para marcapasos (Figura 2).

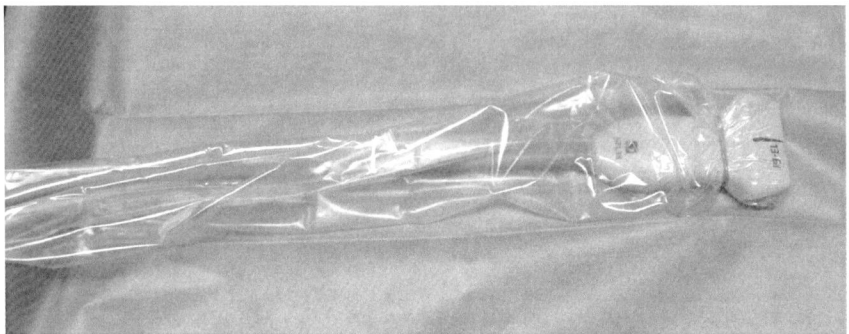

Figura 2. Funda estéril para sonda ecográfica.

c. Posición del paciente:
* Canalización vena yugular interna derecha: posición de Trendelemburg con rotación de la cabeza al lado contralateral. Se debe tener en cuenta que cuanto mayor es el grado de rotación, la vena yugular aumenta su solapamiento sobre la arteria carótida lo que se relaciona con punción accidental de la arteria. Colocación de la sonda transversal al cuello (Figura 3).

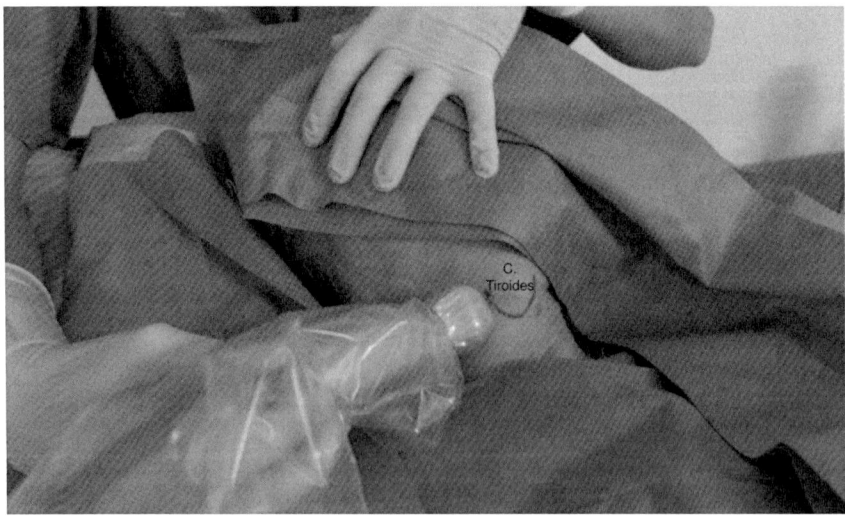

Figura 3. Barrido exploratorio con la sonda. Colocarla transversal al cuello.

- Canalización de vena femoral: decúbito supino, pierna extendida, en abducción y ligera rotación externa (Figura 4).

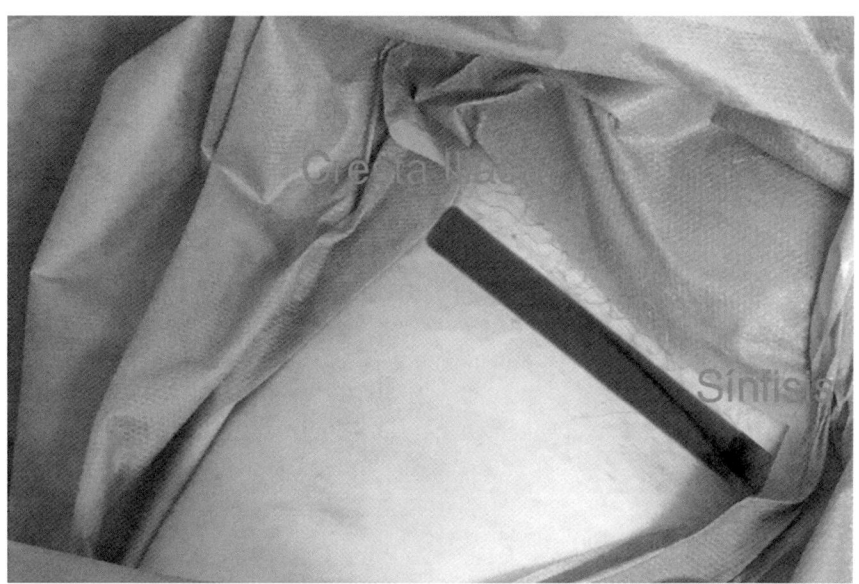

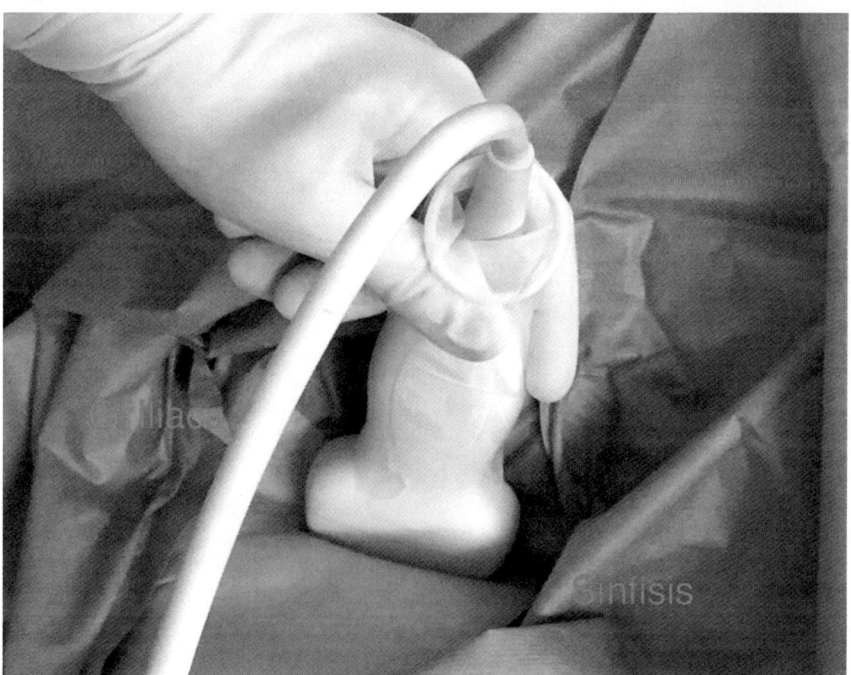

Figuras 4a y 4b. Colocación de la sonda en la región del ligamento inguinal.

Sistemática de exploración

a. Vena yugular interna:
   - Modo 2D. Transductor en eje corto (transversal al vaso): un barrido exploratorio de la zona cervical desde la línea media, sobre el cartílago cricoides, deslizando la sonda lentamente hacia el exterior e identificando las diferentes estructuras anatómicas: tráquea, glándula tiroides, músculo esternocleidomastoideo y debajo la arteria carótida y la vena yugular interna (Figura 5a, b).

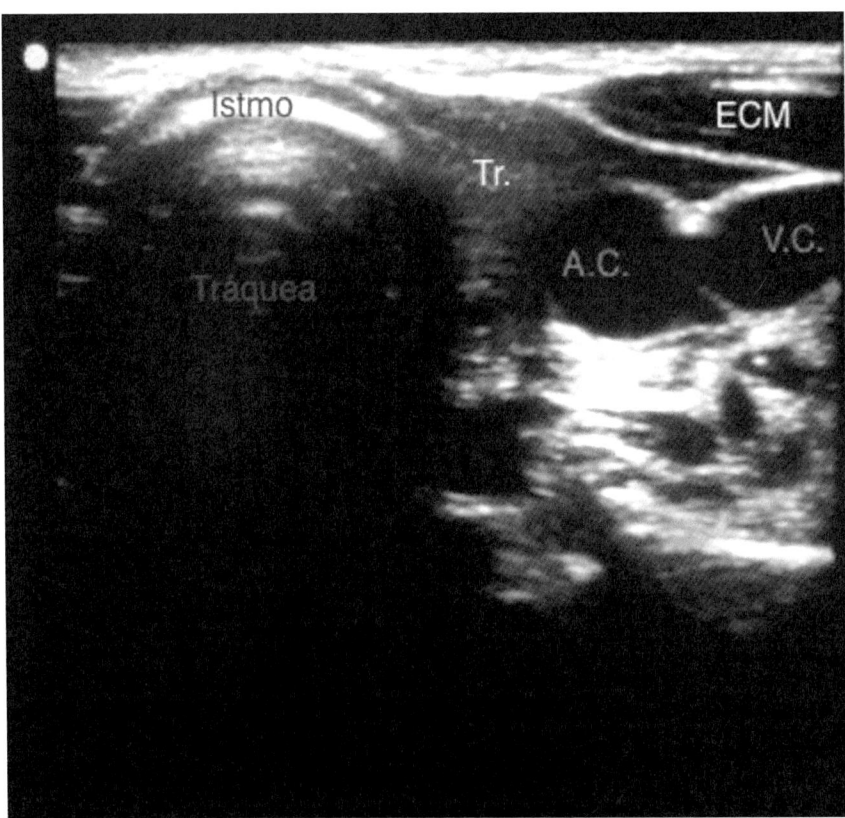

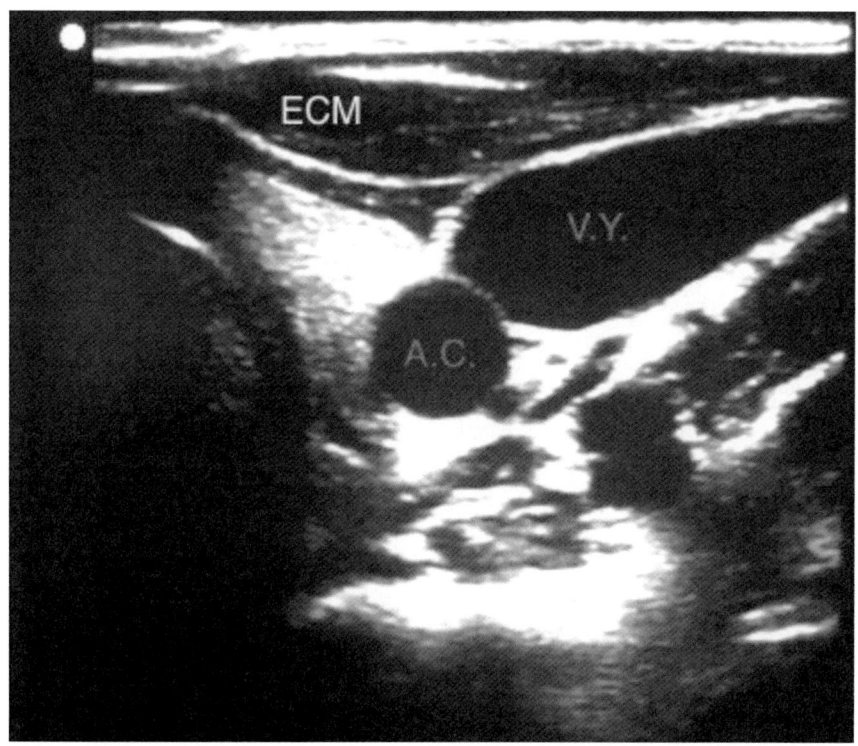

Figuras 5a, b. Tr (tiroides), ECM (esternocleidomastoideo), AC (carótida), VY (yugular).

- Modo Doppler color: debe explorarse para detectar el flujo en la luz vascular y diferenciar los vasos de otras estructuras

b. Vena femoral
  - Modo 2D. Sonda perpendicular al eje longitudinal del muslo unos centímetros por debajo del ligamento inguinal. Se realizará una exploración de la zona con la sonda en inclinación cráneo caudal identificando las tres estructuras: vena, arteria y nervio (Figura 5c).

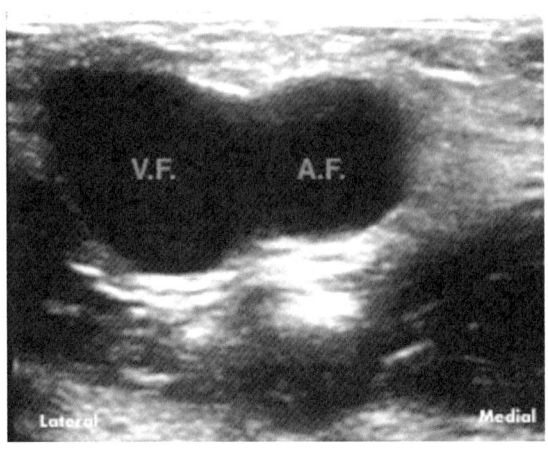

Figura 5c. Ecoanatomía VF (vena femoral), AF (arteria femoral).

Patrón Ecográfico

a. Canalización de las venas
- Transductor en eje corto y aguja fuera de plano. Entrada de la aguja lentamente con aspiración continua hasta la salida de sangre. Se debe intentar visualizar la punta de la aguja como una imagen puntiforme hiperecoica en el interior del vaso.

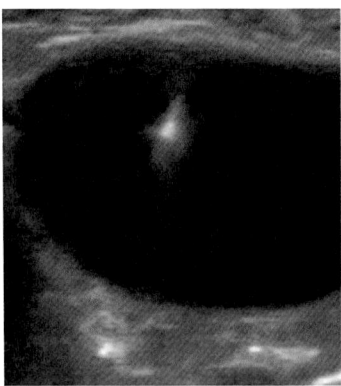

Figura 6. Canalización con aguja en la luz vascular.

Hallazgos Ecográficos

- Imagen vascular: línea de puntos brillantes, anular por reflejo de las ondas en la pared del vaso rellena de una zona hipoecoica que representa la sangre que fluye en su interior. Si se observa esta imagen con movimiento pulsátil se tratará de una arteria. Si no hay latido y las paredes pueden colapsarse con la presión del transductor, será una vena.

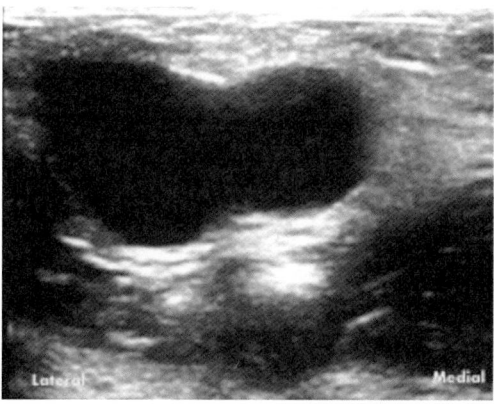

Figura 7. Líneo de puntos hiperecoica.

Algoritmo de inserción de marcapasos ecoguiada

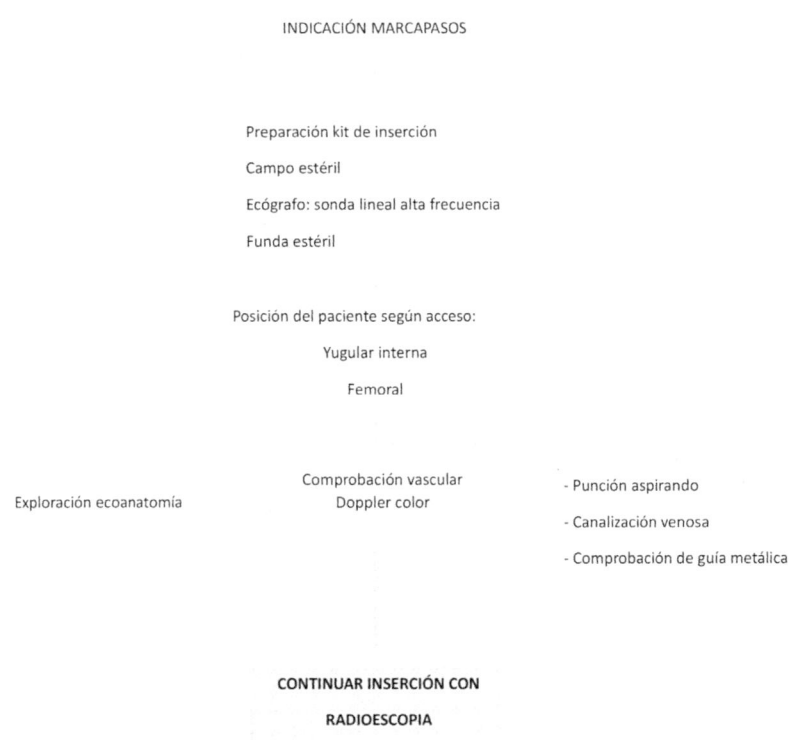

INDICACIÓN MARCAPASOS

Preparación kit de inserción

Campo estéril

Ecógrafo: sonda lineal alta frecuencia

Funda estéril

Posición del paciente según acceso:

Yugular interna

Femoral

Exploración ecoanatomía

Comprobación vascular
Doppler color

- Punción aspirando
- Canalización venosa
- Comprobación de guía metálica

CONTINUAR INSERCIÓN CON
RADIOESCOPIA

Puntos clave

- La punción guiada por ecografía ha demostrado disminuir la incidencia de complicaciones siendo en la canalización de la vena yugular interna donde se ha registrado mayor evidencia. La canalización de la vena subclavia está actualmente en controversia.
- La canalización vascular debe ser realizada con técnica y campo estéril al igual que cualquier canalización venosa central.
- Una vez se tiene acceso a la vía venosa central, la inserción del marcapasos transitorio se realizará mediante radioescopia con la técnica habitual.
- La ecografía puede utilizarse posteriormente para diagnosticar o descartar posibles complicaciones de la inserción del marcapasos. Neumotórax, derrame pericárdico, perforación ventricular tal como se explica en los capítulos.

Bibliografía

1   Rupp, S. M.; Apfelbaum, J. L.; Blitt, C.; Caplan, R. A.; Connis, R. T.; Domino, K. B. American Society of Anesthesiologists Task Force on Central Venous Access. Practice guidelines for central venous Access: A report by the American Society of Anesthesiologists Task Force on Central Venous Access. Anesthesiologhy 2012; 116: 539-73.

2. Moreno Milá, E. Villegas del Ojo, J.; Cid Cumplido, M.; Prieto Valderrey, F. Temporary endocavitary pacemaker implantation. Med. Intensiva 2012; 36: 159-60.

3. Ortiz Díaz-Miguel, R.; Gómez Grande, M. L. Marcapasos transitorios intravenosos. Med. Intensiva 2014; 38 (9): 575-79.

4. Troianos, C. Special articles: guidelines for performing ultrasound-guided vascular cannulation: recommendations of American Society of Echocardiography and the Society of Cardiovascular Anesthesiologists. Anesth Analg. 2012; 114: 46-72.

5. Muñoz Bono, J.; Prieto Palomino, M. A.; Macías Guarasa, I.; Hernández Sierra, B.; Jiménez Pérez, G.; Curiel Balsera, E.; Quesada García, G. Eficacia y seguridad de la implantación de marcapasos transvenosos transitorios en una unidad de cuidados intensivos. Med Intensiva. 2011; 35: 410-610.

6. Procedimientos ecoguiados del Grupo de trabajo de Ecografía de la Sociedad Española de Cuidados Intensivos Pediátricos.www.secip.com

D

SIMULACIÓN CLÍNICA

Capítulo 20.

Ecografía y simulación

José Mª Sistac Ballarín.
Hospital Universitario Arnau de Vilanova
José Mª Sistac Palacín.
Universidad Alfonso X el sabio
Mercedes García Domínguez.
Hospital Universitario Miguel Servet de Zaragoza

1. Generalidades

El empleo de la ecografía está cada vez más extendido en la práctica clínica diaria. La sensibilidad y especificidad de la prueba depende en gran medida de la habilidad practica del especialista que la realiza. De hecho, la ECRI (*Emergency Care Research Institute*) establece que el uso incorrecto de la ecografía es uno de los principales riesgos tecnológicos para la salud del paciente (1).

El POCUS (*point of care ultrasound*) se basa en la realización de la ecografía a pie de cama, lo que ha demostrado mejorar la rapidez y calidad del diagnóstico. Uno de los protocolos POCUS más comunes y conocidos es el llamado FAST (*Focused Assessment with Sonography for Trauma*), que ya se ha convertido en parte del manejo esencial del paciente traumatizado (1).

El entrenamiento en ultrasonidos consiste en la realización de cierto número de procedimientos, aunque el número necesario a realizar antes de considerarse correctamente preparado, es desconocido (1).

Por todo ello cada vez se considera más necesario la realización de simulación como parte del entrenamiento en múltiples habilidades médicas, entre ellas la ecografía, ya que puede aportar las herramientas y habilidades necesarias para realizarla con la mayor tasa de éxitos (3).

Existen múltiples estudios a nivel internacional que avalan la necesidad de la simulación como parte de la preparación del especialista en el uso de ultrasonografía.

Entre estos trabajos cabe destacar el estudio de Mahmood *et al.* «Hands-On Time in Simulation-Based Ultrasound Training – A Dose-Related Response Study», donde incluyeron médicos sin experiencia en el manejo de la ecografía y con menos de 12 meses de experiencia laboral. A todos ellos se les realizó un curso con una parte teórica y una práctica de ultrasonografía en dos simuladores virtuales y en tres voluntarios sanos. Se dividieron en tres grupos y cada uno realizó un tiempo distinto de la práctica: 40 minutos, 60 minutos y 90 minutos. El estudio demostró que el rendimiento de la ultrasonografía incrementaba proporcionalmente al tiempo empleado en practicarlo, aunque no se pudo definir el tiempo optimo ya que la variabilidad interindividual es muy grande. Por ello se demostró la necesidad de que cada persona debe practicar el tiempo necesario para adquirir las competencias y el claro beneficio de la simulación para ello (1).

El estudio de Parks *et al.* quiso ver si un grupo de alumnos podían lograr competencia en ultrasonografía mediante la simulación siguiendo el entrenamiento del protocolo POCUS. Para ello doce alumnos recibieron formación tanto teórica como práctica, utilizando para ello un simulador de ultrasonido de alta fidelidad. Se les evaluó hasta en 72 escenarios de situaciones de emergencia simulada. Quedó claramente demostrado que la capacitación en ultrasonografía era posible, tanto para adquirir la competencia necesaria para realizarlo como para interpretar los hallazgos del POCUS, utilizando un simulador médico avanzado (2).

Existen otros como el realizado por Ostergaard *et al.* en el que se demuestra que todos los simuladores pueden ser útiles para el aprendizaje de ultrasonografía abdominal diagnóstica, siendo los beneficios aportados por la simulación mayores en estudiantes o médicos sin experiencia previa en ultrasonografía. Además, anima a incluir, en los programas de formación de ecografía, el simulador como parte básica en la adquisición de competencias esenciales para una práctica segura (3).

Por su parte, Mette E Madsen *et al.* investigaron la correlación existente entre las curvas de aprendizaje en simulación de ultrasonografía y como estas pueden predecir las curvas de aprendizaje posteriores durante la ecografía clínica. El estudio concluyó que había una clara correlación entre ambas curvas de aprendizaje, de tal forma que a trasvés de la simulación se pueden identificar a los alumnos que vayan a necesitar mayor tiempo de capacitación para realización de práctica clínica (4).

El uso de ecografía en traumatología está cada vez más extendido. Salirrosas-Roncal en su estudio sobre el uso de simulador vs educación tradicional para adquirir competencias en FAST, explican las ventajas de uso de simulador para reducir efectos negativos en paciente pudiendo realizar las exploraciones todas las veces que sean necesarias. No se encontraron diferencias significativas estadísticamente entre ambos métodos. Se puede concluir que con la simulación se pueden adquirir habilidades al menos similares que con el método, con las ventajas de disponibilidad de casos, repetición y seguridad para el paciente (5).

Por último, Tolsgaard *et al.* demostraron la relación existente entre el nivel de entrenamiento en habilidades clínicas ultrasonográficas y la seguridad posterior de los alumnos. Para ello analizaron a 621 alumnos de distintos países, analizando la relación entre el tiempo de práctica de ultrasonografía y la confianza de los alumnos en realizar posteriormente la exploración de manera independiente, usando modelos de regresión lineal y determinando los factores que aumentan la seguridad de estos alumnos. Concluyeron que el tiempo que pasaban los alumnos en unidades de simulación ultrasonográfica estaba claramente relacionado con su seguridad posterior en la técnica (6).

En conclusión, existen ya numerosos trabajos que demuestran el claro beneficio de la simulación clínica en la mejora de las habilidades de muchas técnicas, entre ellas la ultrasonografía. Esta debería formar parte del plan formativo en muchas especialidades, en las que cada vez más su uso es esencial en el diagnóstico y seguimiento de muchas patologías. Además, la práctica debería ser continua en el tiempo ya que existe una relación clara en la mejora de la realización de la técnica conforme más tiempo se pase practicando en unidades de simulación.

En este sentido y en lo relativo a dispositivos de entrenamiento para simulación médica en ecografía, señalaremos la disponibilidad actual de simuladores ecográficos disponibles.

Así *Medical Simulator* dispone de los siguientes equipos:

VIMEDIX Simulador para Ecografía

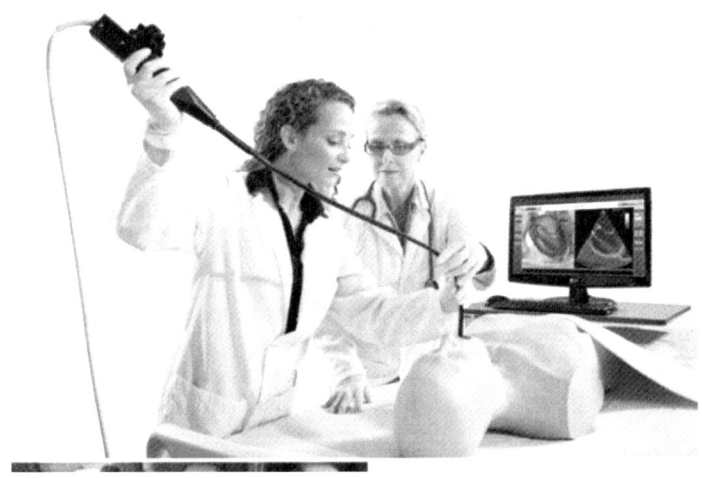

Imagen 1a.

Vidimedix es el único simulador para ecografía que incluye los siguientes modelos en una única plataforma: ecocardiografía transtorácica (TTE) y transesofágica (TEE) y ecografía abdominal incluyendo

FAST (Focused Assessment with Sonography for Trauma) y ecografía de patología abdominal, ecografía obstétrico-ginecológica transvaginal y abdominal.

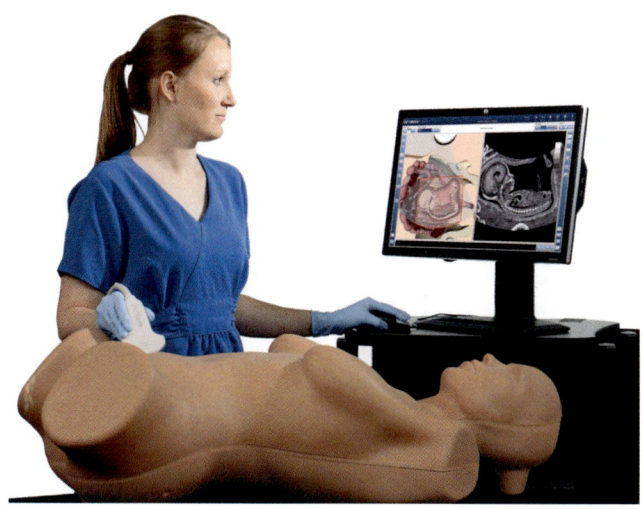

Imagen 1b.

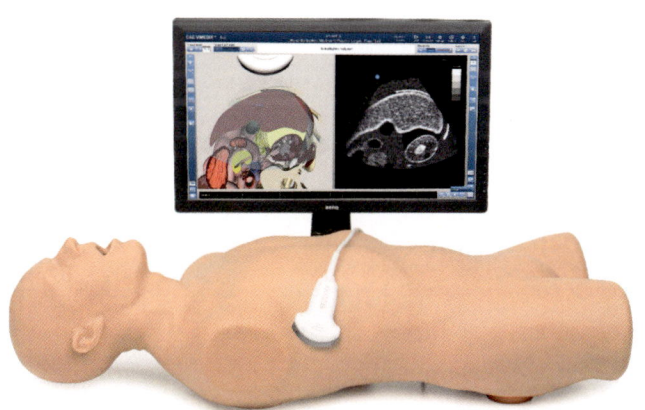

Imagen 1c.

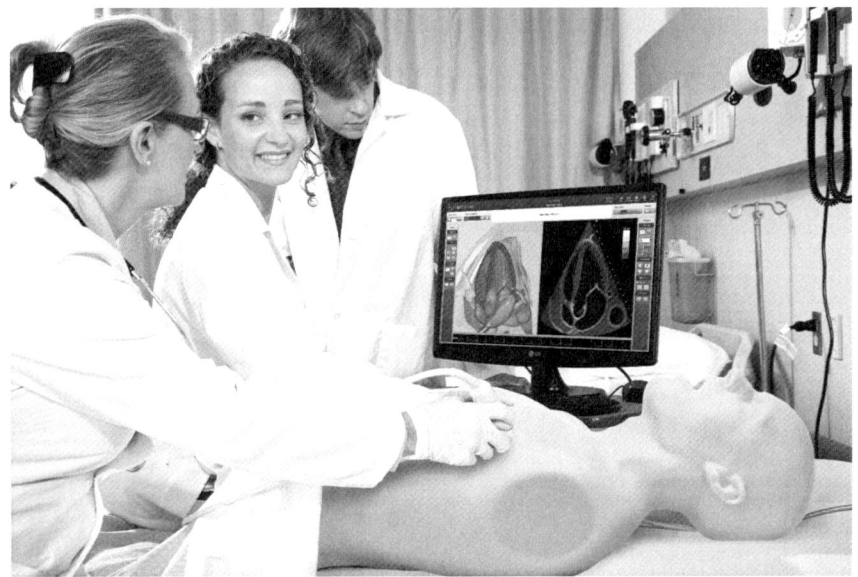

Imagen 1d.

- **Módulos para entrenamiento de Ecocardiografía Transtorácica y Ecocardiografía Transesofágica TTE y TEE** que incluyen tres patologías por defecto: miocardiopatía dilatada- disfunción biventricular sistólica severa, función sistólica ventricular izquierda hiperdinámica, e infarto reciente de miocardio anterior con derrame pericardio.
- **Módulo de ecoFAST** que incluye tres patologías por defecto: Líquido libre- de pequeña cuantía en espacio de Morrison- en fondo de saco de Douglas (importante cuantía)- Espacio esplenorrenal (moderada cuantía).
- **Módulo abdominal** incluye 8 patologías por defecto: quiste hidatídico hepático, absceso multilocular intraabdominal y carcinoma hepatocelular hipoecogénico.
- **Módulo gineco-obstétrico acoplable a la unidad Hardware** que incluye tres patologías por defecto: feto normal de 20 semanas, labio leporino y ventriculomegalia unilateral.
- **Módulo de ecografía pulmonar - pleura.**

Con posibilidad de entrenar en las siguientes patologías:

1. Patología Cardiaca:

- Cardiomiopatía dilatada- Disfunción ventricular izquierda muy severa en paciente EPOC.
- Miocardiopatía dilatada- Leve disfunción sistólica ventricular izquierda.
- Derrame pleural izquierdo.
- Infarto de miocardio anterior en paciente EPOC.
- Corazón normal en paciente EPOC.
- Taponamiento cardiaco.
- Aneurisma apical de ventrículo izquierdo con trombo en su interior.
- Válvula protésica biológica en posición aortica.
- Válvula mecánica protésica bivalva en posición aortica y mitral.
- Válvula mecánica protésica (disco pivotante) en posición mitral.
- Fibrilación ventricular fina.
- Asistolia.
- Cardiomiopatía dilatada- Disfunción ventricular izquierda muy severa.
- Cardiomiopatía dilatada- Leve disfunción sistólica ventricular izquierda.
- Fibrilación ventricular gruesa.
- Hipertensión pulmonar en paciente EPOC.
- Hipertensión pulmonar.
- Endocarditis sobre válvula aórtica.
- Infarto agudo de miocardio lateral en paciente EPOC.
- Infarto agudo de miocardio anterior.
- Infarto agudo de miocardio inferior.
- Infarto agudo de miocardio de ventrículo derecho.
- Disección aortica tipo B.
- Válvula aortica bicúspide.
- Mixoma de aurícula izquierda.
- Estenosis aortica valvular.

- Cardiomiopatía dilatada- Disfunción ventricular sistólica severa de ventrículo izquierdo.
- Derrame pleural derecho.
- Infarto agudo de miocardio lateral.
- Prolapso de válvula mitral con dos valvas.
- Infarto agudo de miocardio inferior con infarto de miocardio de ventrículo derecho.
- Insuficiencia aortica.
- Parada cardiaca en paciente EPOC.
- Pequeño defecto de septo auricular.
- Enfermedad arterial coronaria: anomalías de la motilidad de pared en los tres territorios coronarios.
- Trombo de orejuela izquierda.
- Cardiomiopatía dilatada- disfunción biventricular sistólica moderada.
- Infarto agudo inferior y de ventrículo derecho con defecto ventricular septal.
- Prolapso de válvula mitral.
- Hipertensión pulmonar.

2. Patología FAST:

Patología abdominal:
- Amiloidosis.
- Miocardiopatía dilatada.
- Miocardiopatía hipertrófica.
- Anomalía de Ebstein- Defecto atrial septal.
- Trombo apical de ventrículo izquierdo.
- Enfermedad reumática de válvula mitral.
- Prolapso de válvula mitral.
- Mixoma.
- Miocardiopatía de Takotsubo.
- Defecto septal ventricular (DSV) – comunicación intraventricular (CIV) post infarto.

- Líquido libre (moderada cuantía): espacio esplenorrenal.
- Líquido libre (pequeña cuantía): espacio esplenorrenal.
- Líquido libre (moderada cuantía): espacio de Morison.
- Líquido libre (pequeña cuantía): espacio de Morison.
- Líquido libre (mediana cuantía): fondo de saco de Douglas.
- Líquido libre (pequeña cuantía): fondo de saco de Douglas.
- Angiomiolipoma.
- Colecistitis con colelitiasis.
- Colecistitis aguda.
- Coledocolitiasis.
- Hepatomegalia.
- Litiasis renal.
- Absceso hepático bacteriano.
- Quiste renal exofítico.
- Esplenomegalia.
- Pseudoquiste pancreático.
- Esteatosis hepática.
- Metástasis hepática.
- Pancreatitis crónica.
- Pólipo vesicular grande.
- Quiste esplénico.
- Quiste renal.
- Hemangioma esplénico.
- Hemangioma hepático.
- Pólipo vesicular.
- Hernia Bochdalek.
- Colelitiasis.
- Litiasis biliar.
- Cirrosis hepática con hipertensión portal.
- Adenoma hepático heterogéneo.
- Pancreatitis.
- Pielonefritis.
- Absceso Renal.
- Quiste renal roto.

- Colangitis esclerosante.
- Adenocarcinoma de vesícula.
- Granulomas calcificados.
- Hiperplasia nodular focal.
- Cirrosis hepática.
- Cirrosis hepática con ascitis.
- Hidronefrosis izquierda.
- Adenoma hepático.
- Hepatocarcinoma hiperecogénico.
- Adenoma hepático hipoecogénico (lesión de gran tamaño).

3. Patologías pulmonares:

- 10 patologías

4- Patologías gineco-obstétrica:

Patología fetal de 20 semanas (solo para utilizar con sonda curva)

- Feto normal de 20 semanas.
- Labio leporino.
- Ventriculomegalia unilateral.
- Pie equino bilateral.
- Quiste de plexos coroideos: pequeño.
- Quiste de plexos coroideos: grande.
- Labio leporino y fisura palatina.
- Fisura palatina.
- Cloaca y Extrofia de vejiga.
- Síndrome de Dandy Walker.
- Atresia esofágica.
- Crecimiento intrauterino retardado-fémur corto.
- Agenesia renal izquierda.
- Mega cisterna magna.
- Displasia renal multiquística.

- Ausencia de Hueso Nasal.
- Hipoplasia nasal.
- Oligoamnios.
- Onfalocele.
- Polihidramnios.
- Dilatación pélvica renal.
- Agenesia renal derecha.
- Pie equino unilateral.

Módulo endovaginal

- Feto normal 8 semanas.
- 14 patologías - Feto 8 semanas.
- 6 patologías translucencia nucal - Feto 12 semanas.

Entrenador de punción dural ecoguiado

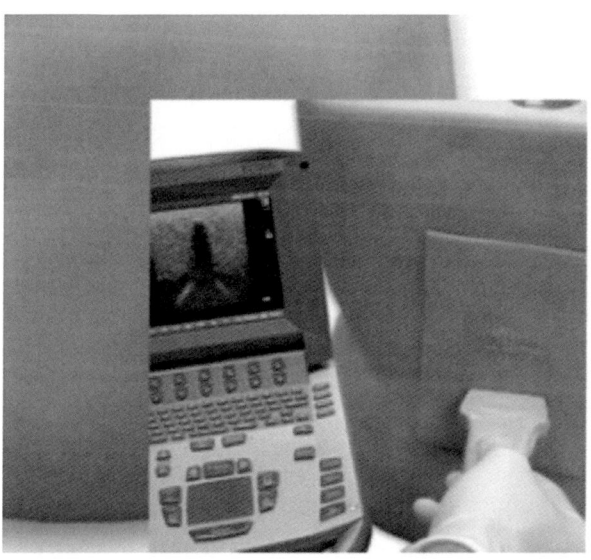

Imagen 2.

Entrenador de toraconcentesis

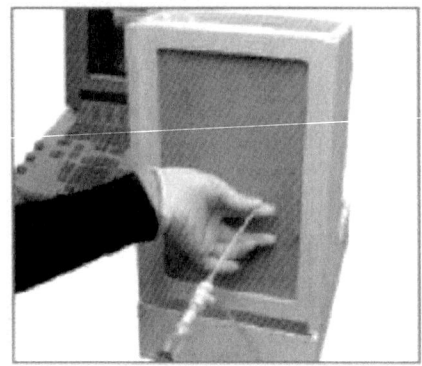

Imagen 3.

Entrenador de toraconcentesis ajustable

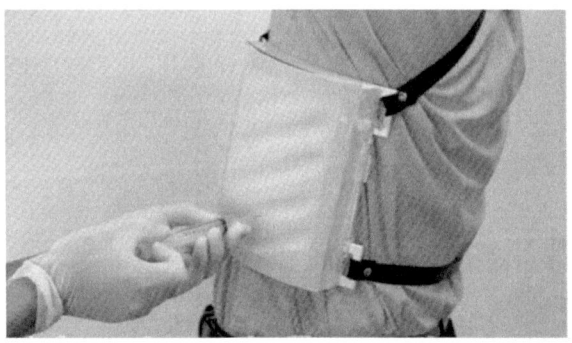

Imagen 4.

Entrenador de ecografía de mama

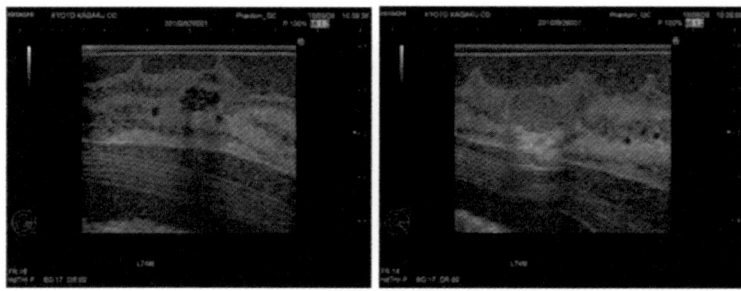

Imagen 5.

Tac abdominal

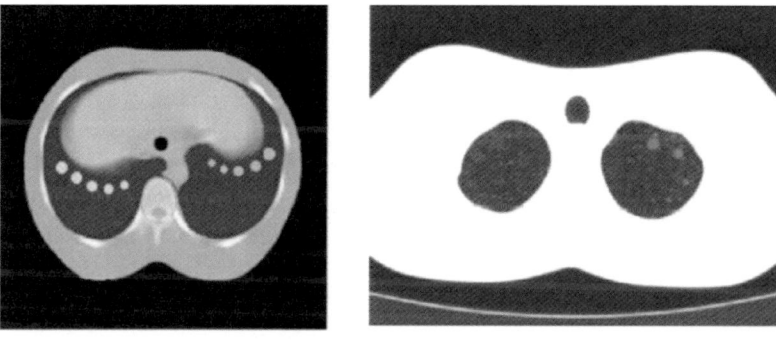

Imagen 6.

Entrebador De Ecografa Para Valoración Traumatismos Fats

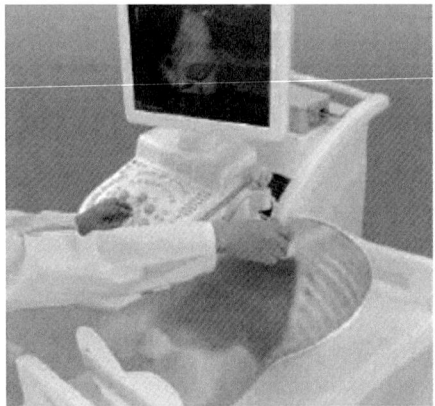

Imagen 7.

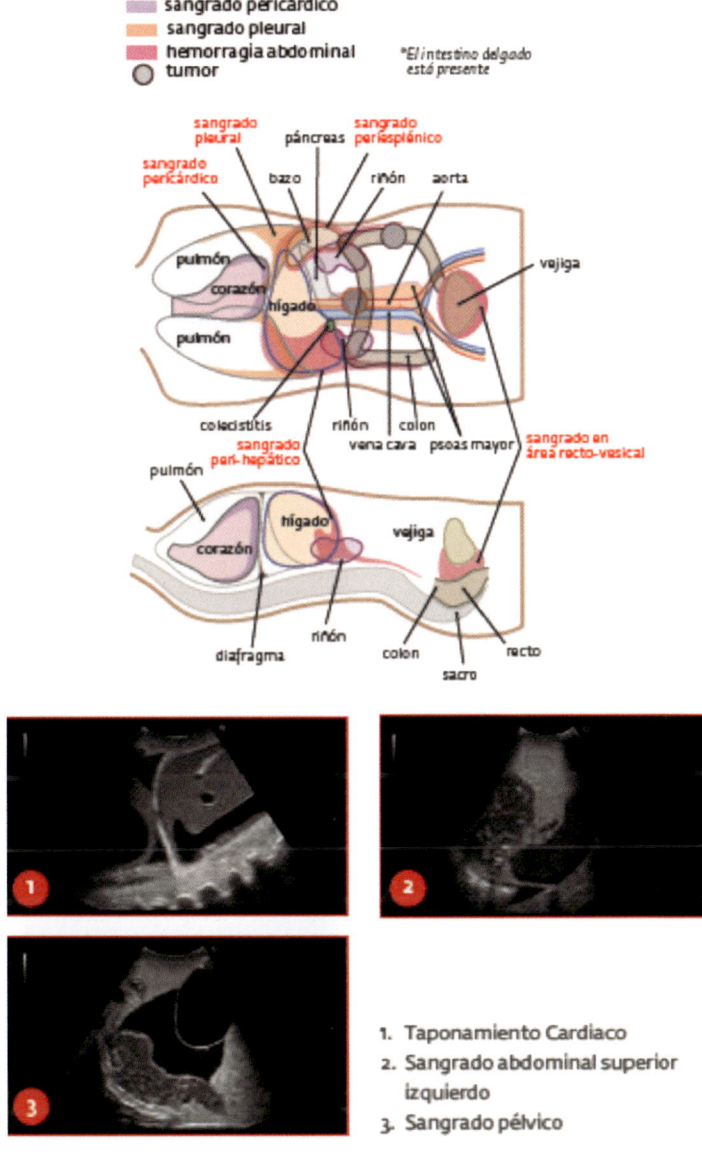

Leyenda:
- sangrado pericárdico
- sangrado pleural
- hemorragia abdominal
- tumor

El intestino delgado está presente

Diagrama superior:
sangrado pleural — páncreas — sangrado periesplénico
sangrado pericárdico — bazo — riñón — aorta
pulmón
corazón
hígado — vejiga
pulmón
colecistitis — riñón — colon
sangrado peri-hepático — vena cava — psoas mayor — sangrado en área recto-vesical

Diagrama inferior:
pulmón
corazón — hígado — vejiga
riñón
diafragma — colon — recto
sacro

1. Taponamiento Cardiaco
2. Sangrado abdominal superior izquierdo
3. Sangrado pélvico

Imagen 8.

Entrenador de ecografía pulmonar y de pleura

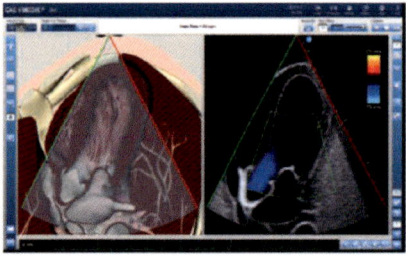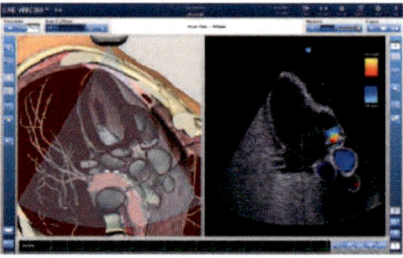

Imagen 9.

Bibliografía

1. Mahmood, O. *et al.* Hands-On Time in Simulation-Based Ultrasound Training – A Dose-Related Response Study. Ultrasound Int Open 2022; 8: E2-E6.
2. Parks *et al.* Can medical learners achieve point-of-care ultrasound competency using a high-fidelity ultrasound simulator?: a pilot study. Critical Ultrasound Journal 2013, 5:9.
3. Østergaard, M. L. *et al.* Four Virtual-Reality Simulators for Diagnostic Abdominal Ultrasound Training in Radiology. Diagnostics 2019, 9, 50.
4. Mette, E.; Madsen *et al.* The Predictive Value of Ultrasound Learning Curves across Simulated and Clinical Settings. J Ultrasound Med 2017; 36: 201-208.
5. Salirrosas-Roncal, O. Simulador ultrasonográfico vs educación tradicional. Simulación Clínica 2022; 4 (1): 18-21.
6. Tolsgaard, M. G.; Rasmussen, M. B.; Tappert, C. *et al.* Which factors are associated with trainees confidence in performing obstetric and gynecological ultrasound examinations? Ultrasound Obstet Gynecol. 2014; 43: 444-451.

Sobre los autores

José María Sistac Ballarín

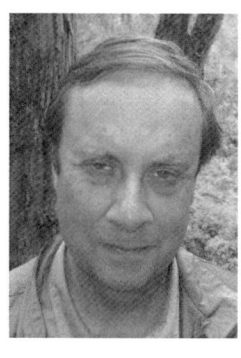

- Doctor en Medicina y Cirugía por la Universidad de Zaragoza.
- Especialista en anestesiología, reanimación y tratamiento del dolor.
- Jefe de sección del Departamento de Anestesiología, reanimación y terapia del dolor en el hospital universitario Arnau de Vilanova de Lleida.
- Experto Universitario en Gestión de Unidades Clínicas.
- Máster en Dirección y Gestión Hospitalaria.
- Experto Universitario en Ciencias Fisiológicas.
- Profesor de la Facultad de Medicina de la Universidad de Lleida.
- Coordinador del centro de formación en simulación médica de la Facultad de Medicina de la Universidad de Lleida.
- Vicepresidente de la Sección de Docencia y Formación Continuada de la Sociedad Española de Anestesiología y Reanimación.
- Miembro del Comité Editorial de la Revista Española de Anestesiología y Reanimación.
- Miembro del Comité Editorial de International Journal of Anesthesia and Clinical Medicine(IJACM).

- Tutor de residentes de anestesiología en el Hospital Universitario Arnau de Vilanova de Lleida.
- Tutor de trabajos de fin de grado en la Facultad de Medicina de la Universidad de Lleida.

PUBLICACIONES:

- 70 publicaciones en revistas nacionales e internacionales.
- 5 libros publicados sobre anestesiología y reanimación.
- Coautor de capítulos de libros en 10 publicaciones.

CONFERENCIAS:

- 60 Ponencias en Congresos Nacionales e Internacionales.
- 42 comunicaciones.

OTROS DATOS RELEVANTES:

- 4 tesis doctorales dirigidas.

Fernando Ramasco Rueda

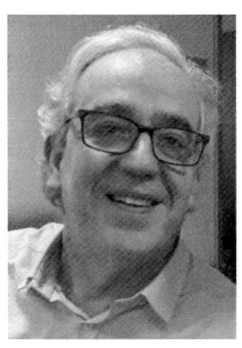

- Licenciado en Medicina y Cirugía en la Universidad de Cantabria.
- Doctor en Medicina y Cirugía por la Universidad Autónoma de Madrid.
- Jefe de Sección de Anestesiología y Reanimación del Hospital Universitario de La Princesa. Madrid.
- Vicepresidente Sección Cuidados Intensivos (SCI) de SEDAR.
- Coordinador Curso ECOPRIN (Curso Ecografía en Críticos semipresencial en H.U. de la Princesa).
- Instructor en Simulación Clínica por el Center For Medical Simulation (Harvard-MIT Division) y Hospital Virtual Valdecilla.
- Instructor en Soporte Vital Avanzado y Soporte Vital Inmediato (ERC/SEDAR).
- Tutor de residentes de Anestesiología y reanimación.
- Jefe de Estudios MIR del Hospital Universitario de La Princesa.
- Diplomado en Metodología de la Investigación (UAB)
- Diplomado en Herramientas de Gestión Clínica.
- Autor y coordinador en publicaciones nacionales e internacionales relacionadas con anestesiología, perioperatorio, cuidados intensivos y Sepsis.